DES

IRIDO-CHOROÏDITES

DES

IRIDO-CHOROÏDITES

PAR

Andrès-Garcia CALDÉRON,

Docteur en médecine de la Faculté de Paris,
Externe des hôpitaux de Paris,
Aide de clinique du Dr Galezowski.

AVEC FIGURES

PARIS

LIBRAIRIE J.-B. BAILLIÈRE ET FILS

19, rue Hautefeuille, près du boulevard Saint-Germain.

1875

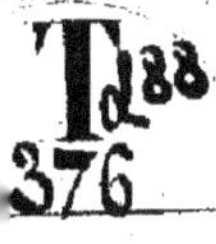

DES

IRIDO-CHOROÏDITES

PAR

Andrès-Garcia CALDÉRON,

Docteur en médecine de la Faculté de Paris,
Externe des hôpitaux de Paris,
Aide de clinique du Dr Galezowski.

PARIS

LIBRAIRIE J.-B. BAILLIÈRE ET FILS

19, rue Hautefeuille, près du boulevard Saint-Germain.

1875

DES

IRIDO-CHOROÏDITES

INTRODUCTION.

PATHOGÉNIE. — DIVISION.

Une grande confusion existe dans les auteurs classiques que nous avons entre les mains à propos des irido-choroïdites et des irido-cyclites. C'est ainsi que nous trouvons dans Mackenzie les lignes suivantes, en parlant des choroïdites : « Le corps ciliaire peut aussi déterminer une exsudation de la membrane hyaloïdienne, troublant ainsi sa nutrition et altérant la transparence et la constitution du cristallin (1). » On voit par là que, pour le professeur de Glasgow, la choroïdite est aussi accompagnée d'une cyclite, d'une inflammation du cercle ciliaire, et pourtant dans un article spécial du même ouvrage, ses traducteurs, MM. Testelin et Warlomont décrivent, d'après Wilde, une maladie qu'ils désignent sous le nom de cyclite (2), comme une inflammation du corps ciliaire et de ses parties voisines. On ne peut pas, d'après cette description, savoir ce qui se rapporte à la maladie de la choroïde proprement dite.

(1) Mackenzie. Traité pratique des maladies de l'œil, trad. de T. et W. Paris, 1857, vol. II, p. 60.

(2) Loc. cit., p. 67.

Pour M. Wecker (1), l'irido-choroïdite et la cyclite constituent des maladies tellement semblables qu'il les décrit sous le même chef. Cependant en parlant de l'irido-choroïdite, cet auteur s'exprime ainsi : « Cette maladie quoique très-répandue et si marquante dans le cadre nosologique des affections de l'œil n'a, jusqu'à présent, guère trouvé place dans les traités ophthalmologiques. On doit chercher la cause de cette négligence dans la variété de formes qu'elle affecte et dans l'extrême difficulté que l'on éprouve à les réunir sous un seul chef. »

M. Desmarres (père) avait déjà fait un essai de description de l'irido-choroïdite, dans la dernière édition de son ouvrage (2), mais le mot irido-cyclite n'y est pas prononcé. Cependant, il fait remarquer avec raison que rien n'est plus fréquent que l'irido-choroïdite à la suite d'opérations de cataracte, et quoique pour nous il s'agirait plutôt d'une irido-cyclite traumatique, nous tenons à constater le fait.

Depuis quelques années, surtout après les recherches de Bowman, de Graefe, de Critchett, de Hutchinson, de Knapp, de Soelberg Wells, etc., l'étude de l'irido-choroïdite et de l'irido-cyclite est sortie de son enfance. Beaucoup d'auteurs, aussi bien en France qu'en Angleterre et en Allemagne, se sont occupés de la question. La Belgique, la Hollande, l'Italie et les États-Unis y ont contribué aussi, surtout depuis les travaux de Bolling-Pope (de Virginie). De sorte qu'aujourd'hui l'irido-choroïdite et l'irido-cyclite commencent à sortir du chaos dont elles étaient entourées. Mais nous trouvons presque à chaque pas, dans quelques auteurs, les mots irido-choroïdite et irido-cyclite employés comme des synonymes. Il y a là une sorte de confusion et l'on dirait que, sur ce point particulier, la science marche

(1) Wecker. Traité théorique et pratique des maladies des yeux. Paris, 1867, 2ᵉ éd.

(2) Desmarres. Traité des maladies des yeux, 2ᵉ éd. Paris, 1858.

encore un peu à tâtons. En effet, bien des années se passeront encore avant que l'étude de ces maladies ne soit complète et que leur diagnostic, pour ainsi dire, saute aux yeux.

Nous allons cependant faire un essai de description de l'irido-choroïdite et pour éviter toute confusion, nous adopterons une division très-simple, nous basant simplement sur les faits anatomiques. Nous admettrons qu'il y aura irido-choroïdite, soit que le début aït lieu par le segment choroïdien ou par le diaphragme de l'œil, *toutes les fois que le cercle ciliaire ne sera pas atteint directement et que la nutrition de l'œil ne sera pas compromise. L'irido-cyclite*, au contraire, *ne se borne pas seulement à déterminer la phlegmasie de l'iris et de l'appareil ciliaire, mais elle compromet également la nutrition de l'organe tout entier et aboutit ordinairement à l'atrophie de l'œil.*

Notre division sera donc très-simple :

1° Irido-choroïdite plastique ;

2° — séreuse ;

3° Irido-cyclite
- spontanée (excessivement rare) ;
- traumatique,
  - accidentelle ;
  - suite d'opérations, etc. ;
- sympathique,
- métastatique, etc.

Dès qu'un œil est atteint d'iritis par suite de cet échange continuel entre la circulation de l'iris et celle de l'appareil ciliaire, il y aura beaucoup de chances pour que la phlegmasie se propage à la choroïde, car comme le dit M. Desmarres (fils), l'iris et la choroïde ont une circulation propre, indépendante, mais cette circulation terminale ou veineuse a des points véritablement communs qui se trouvent dans le cercle ciliaire, et, par conséquent, lorsque l'une ou l'autre de ces deux membranes subira une lésion capable d'entraver le cours du sang, il y aura toujours un retentissement dans la membrane voisine (1).

M. le Dr Cusco nous a également manifesté que pour lui dès qu'une iritis, tant soit peu grave, contracte des adhérences, et même sans cela, dès qu'il y a inflammation de l'iris, il y a beaucoup de chances pour que la phlegmasie gagne de proche en proche le corps ciliaire, à cause de l'exsudation plastique qui se fait à la face postérieure de l'iris et qui devient le point de départ de dépôts sur la capsule cristallinienne et, par conséquent, il se forme là, dans un délai plus ou moins long, des adhérences, des synéchies postérieures qui produisent des tiraillements de l'iris, lequel à son tour attire par sa grande circonférence la partie antérieure du corps ciliaire, et irrite cet organe. En effet, les rapports si intimes que nous avons signalés entre le corps ciliaire et l'iris expliquent ce fait et le rendent possible.

Nous partageons cette opinion et nous pensons qu'il est presque impossible que la maladie n'envahisse pas l'iris lorsque le corps ciliaire s'enflamme, ou le corps ciliaire lorsque c'est le diaphragme de l'œil qui est primitivement atteint d'une phlegmasie grave.

Ce n'est en général qu'après plusieurs poussées successives d'iritis et lorsque des synéchies postérieures viennent à s'établir, et qu'elles barrent le passage entre les deux chambres, ou, si l'on aime mieux, entre la chambre antérieure et l'espace que j'appellerai irido-capsulaire ou chambre postérieure des auteurs (2), que nous voyons se produire la cyclite et voici par quel mécanisme. L'iris, avons-nous dit, contracte des adhérences par son bord

(1) Desmarres (A.). Leçons cliniques sur la chirurgie oculaire. Paris, 1874.

(2) L'on sait aujourd'hui, d'après Schwalbe et Léber, que la face postérieure de l'iris, en s'adaptant à la capsule, forme de petits canalicules microscopiques, dans lesquels s'insinue l'humeur aqueuse.

pupillaire à la capsule antérieure par l'effet des exsudats plastiques qui se produisent lors des poussées inflammatoires. Eh bien! sous l'influence des contractions actives ou passives de l'iris, il se fait des tiraillements souvent répétés, qui donnent lieu à des nouvelles poussées aiguës de cette membrane. Alors la communication étant interceptée entre l'espace irido-capsulaire et la chambre antérieure, le cercle ciliaire, qui, comme M. Galezowski l'a démontré en est la source, continue à exhaler l'humeur aqueuse, laquelle trouvant un obstacle insurmontable dans l'obstruction pupillaire s'accumule en grande quantité entre l'iris et la capsule. De là le bombement de l'iris par distension outre mesure de cette membrane et sa répulsion en avant par l'humeur aqueuse qui continue toujours à la pousser au fur et à mesure qu'il se produit. Mais l'accumulation du liquide ne se borne pas à produire ces altérations, car d'autre part, il appuie sur le cercle ciliaire, le cristallin lui opposant une barrière de son côté qu'il ne peut pas vaincre; d'où il résulte que le liquide comprime et gêne la circulation dans l'appareil ciliaire et, par suite, y produit une stase veineuse qui amène comme tout arrêt dans la circulation une exsudation des vaisseaux, une sorte d'hydropisie, point de départ des nombreux exsudats soit plastiques, soit séreux, qui ne tardent pas à traverser la membrane hyaloïde et à faire irruption dans le corps vitré pour constituer ses flocons et l'opacifier.

C'est en partant de ce point anatomique, que nous admettrons avec M. Galezowski la formation dans le premier cas, d'une irido-cyclite ou d'une irido-choroïdite plastique qui aura pour dernier résultat l'atrophie; tandis que dans le second cas, c'est-à-dire lorsque les exsudats sont séreux, il y aura une irido-choroïdite séreuse, se révélant par une dureté anormale du globe oculaire, dureté qui est produite par son hydropisie.

Telle est la pathogénie des irido-choroïdites dans la plupart des cas. Mais il peut se faire qu'il y ait d'autres cas où la maladie débute par la choroïde, fait qui est fréquent dans les affections syphilitiques de cette dernière membrane; ou bien il peut arriver, comme on le voit dans certaines irido-cyclites *spontanées* par traumatisme, que la maladie débute par le cercle ciliaire : c'est surtout dans les cas de blessures de l'œil ou de corps étrangers implantés près du cercle ciliaire, en dehors de la cornée à un ou deux millimètres de cette membrane, que l'éventualité est possible.

Pour M. Galezowski, la pression exercée sur le cercle ciliaire d'une part, et l'obstacle à la communication entre les deux chambres d'autre part, jouent un grand rôle dans le développement de l'affection, circonstances qui doivent être présentes à l'esprit, si l'on désire arrêter la marche de la maladie et faire recouvrer la vision par le rétablissement de l'équilibre circulatoire,

Quant à l'irido-cyclite sympathique, voici ce qu'en pense de Graefe : Je ne crois pas, dit-il, qu'une simple augmentation de la tension avec ou sans ectasie, ou que des hémorrhagies intra-oculaires répétées puissent provoquer par elles-mêmes des ophthalmies symphatiques, mais je suis d'avis que si ces dernières se montrent dans le cours de ces affections, c'est que celles-ci ont été compliquées d'une cyclite hyperplastique (1).

Quant à la question de savoir par quel mécanisme se font ces ophthalmies symphatiques, les auteurs ne sont pas d'accord. C'est ainsi que, tandis que Pagenstecher (2) et Brondeau (3), admettent une excitation sympathique, sans

(1) De Graefe. Clinique ophthalmologique, trad. de Meyer. Paris, 1866, p. 303.

(2) Pagenstecher. Klinische Beobachtungen (Wiesbaden).

(3) Brondeau. Des affections sympathiques de l'un des yeux, à la suite d'une blessure de l'autre œil (Thèse de Paris. 1858).

localisation déterminée, de Graefe et Bowman admettent que c'est sous l'influence de l'irritation des nerfs ciliaires et par l'intermédiaire du cerveau que la maladie gagne le côté sain. De Graefe et Bowman admettent donc l'existence d'une action réflexe et ils font remarquer que ce qui le prouve, c'est l'exquise sensibilité au toucher de la région ciliaire occupant les mêmes parties symétriques dans les deux yeux (1).

Après avoir cité le cas que rapporte Albert (2), d'un campagnard qui, dans une lutte avec un de ses frères, fut frappé à l'œil droit par la dent d'une fourche, qui lésa gravement la cornée et l'iris; que ce malade guérit sans que la vision fut complètement perdue, mais que trois jours après la blessure, le malade s'aperçut d'une diminution de la vue de l'œil gauche, qui dégénéra en cataracte et que le malade fut opéré six mois après avec succès par Jung, de Strasbourg, puis, qu'il resta complètement aveugle, etc.; après avoir parlé de la divergence d'opinion entre Albert qui se demandait si ce fait ne prouverait pas la décussation des nerfs optiques, et Himly, qui répondait négativement à cette question, voici ce qu'écrit Mackenzie : « Il n'est pas invraisemblable que dans les cas que nous examinons, les vaisseaux sanguins de l'œil malade se trouvant dans l'état de congestion propre à l'inflammation, transmettent à ceux du côté opposé, avec lesquels ils communiquent dans le crâne, une disposition semblable à celle dans laquelle ils se trouvent eux-mêmes. *Les nerfs ciliaires de l'œil blessé peuvent aussi servir à transmettre aux nerfs de la troisième et de la cinquième paire une irritation que le cerveau, par voie réflexe, peut transmettre aux mêmes nerfs du côté opposé*. Je crois néanmoins que *la principale voie par laquelle*

(1) De Graefe. Loc. cit.

(2) Himly und Schmidt's Ophthalmologische Bibliotheck, vol. II, nº 3, p. 169, Iéna, 1804.

se produit l'ophthalmite sympathique est l'union des nerfs optiques. Les recherches des anatomistes modernes ne tendent qu'à confirmer la conjecture de Newton, que le nerf optique d'un œil se portant en arrière et rencontrant celui de l'autre œil, tous deux mêlent leurs fibres et éprouvent une décussation partielle. Il est extrêmement probable que la rétine de l'œil blessé est dans un état d'inflammation qui se propage le long du nerf optique correspondant jusqu'au chiasma, et que de là l'irritation inflammatoire est réfléchie à la rétine du côté opposé, le long de son nerf optique (1).

En France, nous croyons pouvoir citer les opinions de MM. Gosselin, Richet, Cusco, Galezowski, Wecker et Meyer, comme étant favorables à la transmissibilité de l'ophthalmie sympathique par l'irritabilité des nerfs ciliaires (2).

De Graefe pense que dans les inflammations séreuses (ou sécrétoires) qui augmentent la pression intra-oculaire, « les douleurs spontanées s'irradiant au loin sont généralement très-vives, tandis que l'attouchement de la région du corps ciliaire paraît moins douloureuse. » Cela tiendrait à ce que la tension des nerfs ciliaires est en elle-même une source d'irritation, qui se propage dans une direction centripète et provoque des irritations douloureuses. L'étude du glaucome aurait fait connaître à cet ophthalmologiste que dans les parties tiraillées du nerf même, la conductibilité diminue à un point tel que la cornée devient insensible. « La même cause, dit-il, se fait valoir dans l'iris et dans le corps ciliaire; le premier se dérobe par sa situation à la palpation, mais le corps ciliaire peut très-bien être touché à travers la sclérotique. »

D'après ce même auteur, la pression intra-oculaire fa-

(1) Mackenzie. Loc. cit., vol. II. p. 126.

(2) M. Fano ne considère l'ophthalmie sympathique que comme une simple coïncidence.

vorise dans certains cas l'affection sympathique dans l'œil sain. Mais il repousse l'idée qui accuse les yeux staphylomateux atrophiés (auxquels il ne conteste pas, d'ailleurs, qu'ils puissent, après des inflammations répétées, développer une affection sympathique), comme un fait ne pouvant pas être allégué ici, parce que, selon lui, la choroïdite hyperplastique qui amène la diminution de la tension du globe est en même temps cause d'ophthalmie sympathique.

A l'article *Traitement*, on verra que de Graefe, s'appuyant sur ses expériences et celles de Bowman « que l'ophthalmie sympathique naît par l'intermédiaire des nerfs ciliaires, » a proposé et mis en pratique—depuis imitée par MM. Meyer et Secondi (de Gênes) — de substituer la section des nerfs ciliaires à l'énucléation proposée par Pritchard, de Londres.

Cette espèce de digression que nous venons de faire nous semblait nécessaire en traitant la pathogénie du sujet qui nous occupe. Ainsi, donc, dans l'état actuel de la science, on admet la transmissibilité de l'ophthalmie sympathique par l'intermédiaire des nerfs ciliaires. Mais nous pensons que le dernier mot n'est pas encore dit sur la pathogénie de ces affections, si obscures et si complexes, et quoique nous ne soyons pas d'accord avec M. Fano, qui nie l'existence de l'ophthalmie sympathique, nous ne pouvons pas donner une explication exacte de la manière dont l'inflammation se propage d'un œil à l'autre et nous adoptons, comme nous semblant être la meilleure, la théorie qui a pour base l'irritabilité des nerfs ciliaires.

Symptômes et marche des irido-choroïdites et de l'irido-cyclite.

I, IRIDO-CHOROÏDITE PLASTIQUE.

Comme le fait observer M. Wecker, cette maladie, quoique devenant la source d'une exsudation abondante à la surface des parties affectées de la choroïde, échappe aux recherches de l'observateur, à cause de la difficulté où l'on est de bien examiner le corps ciliaire, dont la situation est telle que, même dans les cas où la pupille est fortement dilatée, il est impossible d'apercevoir la crête des procès ciliaires, et même leur base; et lorsque la maladie dépose principalement ses produits dans ces parties et lorsque le diaphragme de l'œil ne prend qu'une faible part à la phlegmasie, le diagnostic est d'une difficulté extrême. Nous allons cependant faire un essai de description et pour mieux faciliter cette étude, nous diviserons les symptômes de l'irido-choroïdite plastique en trois groupes : *signes fonctionnels*, *signes physiques externes* et *signes physiques internes* ou *ophthalmoscopiques*.

A. *Signes fonctionnels.* — Ce sont : 1° *les troubles de la vision.* Les malades se plaignent d'avoir depuis un certain temps, quelquefois depuis nombre d'années, un brouillard devant les yeux; d'autres fois ce sont des points noirs, des mouches volantes, ou bien un réseau semblable à une toile d'araignée, signes qui accusent un état pathologique du corps vitré. Ces opacités, comme on les a appelées, peuvent être moins accentuées à des certains moments. Cependant elles n'empêchent pas tout à fait la vision des objets ; et si l'on ne peut pas toujours délimiter et préciser leurs contours, il est rare que pendant cette première période, où la maladie ne se traduit que par des signes fonctionnels, que le malade ait sa vue altérée à un point tel qu'il ne puisse pas se conduire ; 2° la *douleur*. Ce phénomène est excessivement vif dans certains cas et prend souvent les caractères d'une véritable névralgie, revenant par accès, parfois périodiques, surtout le soir. Mais d'autres fois ces douleurs ne se réveillent qu'à la pression et elles présentent une intensité telle qu'en touchant le globe, tant soit peu, les malades poussent des cris ; 3° les autres signes fonctionnels sont : le *larmoiement*, par irritation des nerfs de la cinquième paire, la *photophobie* aussi bien du côté malade que du côté sain, par action réflexe, et dans quelques cas la photopsie.

B. *Signes physiques externes.* — Ce sont : 1° l'injection périkératique, le chémosis, l'injection des gros vaisseaux sous-conjonctivaux ; 2° l'augmentation ou la diminution de la capacité de la chambre antérieure, et l'état trouble ou limpide de l'humeur aqueuse ; 3° l'état de l'iris qui peut être décoloré, hyperémié, plus foncé qu'à l'état normal ou offrant parfois une coloration sale, brunâtre ou grisâtre ; il est ordinairement bosselé et son plan porté en avant ; 4° les synéchies postérieures, l'irrégularité de la pupille et l'obstacle à la communication entre les deux chambres qui en est le résultat ; 5° le gonflement palpébral parfois, dans d'autres cas la difficulté à ouvrir les paupières, ce qui tient soit à la névralgie sus-orbitaire, soit à la crainte de la provoquer, soit dans les premiers temps de la maladie à la photophobie ; 6° les opacités du corps vitré et du cristallin ; pour ce qui tient à ce dernier elles sont le résultat, soit d'un défaut de nutrition causé par l'accumulation de l'humeur aqueuse derrière l'iris adhérent à la capsule ; —

soit par le fait même des adhérences à la cristalloïde, d'où il en résulte des troubles de nutrition dans la lentille et des opacités d'abord incomplètes et puis tout à fait complètes. Chez les individus jeunes, M. Galezowski a vu les couches corticales se liquéfier, se résorber et ne former qu'un tout petit volume; et il ajoute que si les synéchies postérieures ne forment qu'un anneau adhérent à son bord, le cristallin peut rester longtemps transparent (1); 7° enfin la tension de l'œil est augmentée dans le début, elle se révèle par une dureté anormale qui cède plus tard sa place à une mollesse conduisant à l'atrophie complète de l'organe, lorsque le mal n'est pas arrêté dans sa course.

C. *Signes physiques internes ou ophthalmoscopiques.* — Les milieux de l'œil sont troubles et dans certains cas le corps vitré est tellement rempli de flocons qu'il devient impossible de faire l'examen de la papille. Lorsqu'on a le bonheur de pouvoir le faire, à travers le mouvement incessant des flocons qui voyagent dans l'humeur vitrée, on peut observer qu'elle est extrêmement injectée et que ses contours se perdent dans le *parenchyme* de la rétine. Les vaisseaux rétiniens eux-mêmes offrent un aspect anormal. Les veines centrales sont souvent tortueuses, et notre maître les a vues chez une jeune fille former des varicosités excessives à la périphérie, pendant que quelques-unes de leurs branches étaient complètement oblitérées près de la papille. Dans ces cas, nous voyons la possibilité d'une embolie rétinienne, d'après les idées de Weber et de Knapp, dont nous parlerons au sujet de l'anatomie pathologique. Mais l'explication de ces faits nous entraînerait loin et nous renvoyons aux travaux de Fano (2), de Hutchinson (3), de

(1) Traité des maladies des yeux. Paris, 1875.
(2) Gazette des hôpitaux; 1864, p. 482.
(3) Ophtalmic Hospital Reports. t. IV. p. 233.

S. Wells (1), de Qualigno (2), de Graefe (3), de Knapp, Weber (4), Galezowski (5), etc. Quant aux artères, on ne les a vues que peu de fois altérées; cependant ce dernier auteur cite les observations de deux malades, chez lesquels, après avoir réussi à pratiquer avec succès l'iridectomie, on constata que le fond de l'œil, ainsi que la vue s'étaient éclaircis suffisamment; et chez tous les deux il y avait oblitération d'une des branches artérielles.

Lorsque l'examen ophthalmoscopique porte sur le segment postérieur de la choroïde, on ne trouve dans la plupart des cas, (bien entendu que nous ne parlons que des cas où le champ pupillaire n'est pas encore obstrué, ni le corps vitré complètement opacifié) aucune altération notable; mais il peut arriver qu'on y découvre des taches pigmentaires ou simplement exsudatives; cette membrane peut même devenir le siége de petites atrophies partielles qui se révèlent par des taches blanchâtres. Quelquefois on trouve sur la choroïde, quoique ceci ne soit pas toujours constant, des petites ecchymoses. D'autres fois on ne trouve qu'une hyperémie pure et simple de la choroïde. Ces épanchements seraient-ils dus à une altération des tuniques des vaisseaux semblable à celle qui a fait l'objet des travaux de MM. Charcot et Bouchard (6), de Liouville (7) et de Larrieu (8)?

(1) A Treatise of diseases of the Eye. London, 1869, p. 363.

(2) Deux cas d'amaurose soudaine par embolie de l'artère ophthalmique, l'un d'eux ayant été amélioré par iridectomie (Ann. d'ocul., 1866, t. LVI, p. 159.)

(3) Archiv für Opht., Bd. V, Abth. I. p. 136.

(4) Ann. d'ocul., t. LIV, p. 63

(5) Loc. cit., p. 63.

(6) Archives de physiologie, 1868.

(7) Diathèse anévrysmale généralisée (Mémoire de la Société de biologie 1868). — De la coexistence des anévrysmes miliaires du cerveau avec des altérations analogues généralisées (Thèse de Paris, 1870.

(8) Des hémorrhagies rétiniennes (Thèse de Paris. 1870).

L'examen avec l'ophthalmoscope révèle parfois certains cas, où des hémorrhagies, ou bien seulement des épanchements séreux viennent à s'établir entre la choroïde et la rétine, un décollement soit de l'une, soit de l'autre de ces membranes et dont les conséquences sont désastreuses, car il amène la perte subite de la vision. Mais il y a des cas, où ce décollement est tellement peu étendu, que son diagnostic ne peut se faire que par l'absence de phosphène dans le point décollé.

Après avoir énuméré les principaux symptômes de l'irido-choroïde plastique, nous allons les étudier dans leur ensemble pour compléter sa description, autant qu'il nous a été possible de le constater par nous-même, et d'après les renseignements que nous trouvons dans les auteurs. Pour mieux faciliter cette étude nous admettrons deux périodes, la première aiguë, la seconde de retrait, de ramollissement ou d'atrophie.

1° *Période aiguë*. C'est en général à la suite de plusieurs poussées successives d'iritis que la maladie se déclare, de sorte que le plus souvent elle débute par l'iris; mais dans d'autres cas, plus rares, la phlegmasie atteint tout d'abord la choroïde, et un des premiers phénomènes que l'on constate sont les opacités du corps vitré, et ce n'est que plus tard que l'iritis, suivie de tout son cortége de symptômes, se présente. Lorsque la maladie a commencé par l'iris, c'est en général par une injection périkératique assez intense que le début a lieu, et c'est elle qui attire tout d'abord l'attention du médecin, cette injection ne pouvant pas se rapporter, comme le fait observer M. Wecker, ni à l'état de la cornée, ni à celui de l'iris, qui lui-même peut devenir le siége d'une hyperémie assez intense. En effet, on distingue quelquefois dans cette membrane un certain nombre de vaisseaux, et l'on remarque une augmentation assez notable dans la profondeur de la chambre antérieure, qui, d'après de Graefe, tiendrait à une époque avancée de la maladie, au retrait des masses néoplasiques formées dans le corps ciliaire qui refoule en arrière l'insertion de l'iris; mais, au début, ce n'est que l'humeur aqueuse hypersécrétée qui est cause de cet agrandissement, complété par les adhérences pupillaires à la cristalloïde. D'ailleurs nous y reviendrons. Les symptômes du début sont donc : une injection périkératique très-intense, la présence de vaisseaux injectés, visibles à l'œil nu, dans l'iris, l'augmentation de la chambre antérieure et l'exquise sensibilité de l'œil au moindre toucher. Bientôt l'exsudation plastique a lieu et des synéchies postérieures ne tardent pas à s'établir si elles n'existaient pas déjà par le fait des précédentes phlegmasies de l'iris. Peu à peu, sous l'influence de ces exsudations, l'iris adhère à la capsule du cristallin et à chaque adhérence solide répond un dépôt qui sera plus tard la source d'opacités lenticulaires ou capsulaires, qui exigeront l'extraction de la lentille, ce qui constitue un des procédés du traitement dont nous nous occuperons en temps et lieu. L'iris peut adhérer dans toute l'étendue de sa surface postérieure, ce qui est fréquent, et alors deux choses peuvent arriver : ou bien il s'applique solidement contre la face antérieure du cristallin (les canalicules de Schwalbe et de Leber n'existant plus) se ratatine et attire par sa grande circonférence le cercle ciliaire ou bien le cristallin peut être, par les progrès de la maladie, entraîné en avant; mais rarement il se luxe par ce mécanisme.

Dans d'autres cas, les adhérences se limitent au bord interne ou pupillaire de l'iris, et alors il peut arriver, ou bien que tout ce bord ne soit pas adhérent, dans lequel cas la pupille subira l'influence de l'atropine se dilatant dans certains endroits et montrant les irrégularités inhérentes aux synéchies postérieures ; ou bien le bord pupillaire, adhérant tout entier à la capsule du cristallin, interceptera la communication entre les deux chambres. Par suite l'humeur aqueuse s'accumulera derrière l'iris, poussera celui-ci fortement en avant, et cette membrane finira par se laisser distendre et par céder complétement, d'où le bombement en avant du diaphragme de l'œil; ou bien encore, il résistera à la distension et ne cédera que dans certains endroits où la résistance de son tissu est déjà affaiblie, l'iris étant même quelque peu dissocié dans ses éléments constitutifs par l'humeur aqueuse qui continue sans cesse à se produire; d'où il en résultera cet aspect bosselé, ces petites élevures, que l'on observe dans certains cas d'irido-choroïdite, et qui quelquefois s'avancent jusqu'à se mettre en contact avec la cornée, pouvant devenir au moment du retrait le point de départ de synéchies antérieures, d'un leucome adhérent, en cas de plaie de la cornée. Le bombement de l'iris en avant amenera nécessairement une diminution de la chambre antérieure, mais seulement vers la partie periphérique, car au centre, elle sera, au contraire, agrandie, parce que l'iris sera retenu en arrière par son bord pupillaire. Enfin, lorsque cette membrane a conservé sa résistance et qu'elle ne s'est pas atrophiée, on peut voir le cristallin se luxer par suite des tiraillements continuels de l'iris, dans les efforts qu'il fait pour se contracter.

La chambre antérieure peut, pendant quelque temps, conserver sa transparence habituelle; mais l'échange continuel entre les deux chambres ne se faisant plus, bientôt la transparence du milieu est compromise. L'humeur aqueuse emprisonnée derrière l'iris devient encore un obstacle aux fonctions de l'appareil ciliaire. Celui-ci se trouvant comprimé par le liquide qui y afflue se trouve comme refoulé, il est gêné dans sa circulation et il se fait là une stase; et au lieu de sécréter de l'humeur aqueuse, comme à l'état physiologique, il se produit des épanchements anormaux, des exsudats plastiques, qui altèrent le reste du liquide physiologique. Il est facile de comprendre tous les désordres dont peut être cause cette accumulation d'éléments anormaux dans le voisinage du cercle ciliaire. De là à la propagation des désordres généraux à cet organe, il n'y a qu'un pas. Bientôt les exsudats atteignent le segment postérieur de la choroïde, remplissent le corps vitré, y forment des flocons fins, pulvérulents, couenneux, parfois, d'autres sanguins, qui l'obstruent complétement au fur et à mesure qu'ils se produisent et qui empêchent d'éclairer le fond de l'œil ou tout au moins, lorsqu'ils sont peu nombreux, de bien constater l'état de la papille, lorsque le champ pupillaire lui-même a échappé à l'obstruction par les exsudats plastiques.

Lorsque ce dernier permet encore le passage des rayons lumineux, il peut exister encore un autre obstacle à la constatation des signes ophthalmoscopiques; je veux parler de l'opacité plus ou moins grande de la lentille. Mais si l'éclairage du fond de l'œil était encore possible et si l'état du corps vitré permettait encore l'examen de la choroïde, on constatera la rougeur de celle-ci, et si l'on est assez heureux pour pouvoir se rendre compte de l'état de la papille, on la trouvera rouge, avec ses vaisseaux tortueux surtout les veines, ce qui est le fait le plus fréquent; et à un certain moment de la maladie, quoique le fait ne soit pas toujours constant, on constatera le soulèvement de la rétine faisant une petite saillie ondulante dans l'intérieur du corps vitré, signe de décollement, ou bien des taches exsudatives et pigmentaires sur la choroïde. Mais, nous le répétons, il faut beaucoup de chance pour pouvoir constater ces lésions à l'ophthalmoscope, vu l'impossibilité d'éclairer le fond de l'œil, même après l'iridectomie.

Ajoutons à ces signes anatomiques internes ou externes les signes fonctionnels tels que le larmoiement, la photophobie, et surtout les névralgies oculaires et périorbitaires, s'accentuant davantage à des moments donnés, crises qui sont aussi fréquentes la nuit que le jour, constantes parfois, d'autres revenant par des accès périodiques. Citons, enfin, l'extrême sensibilité de l'œil au toucher, son ramollissement, les mouches volantes, les toiles d'araignée dont se plaignent les malades, ce qui tient au voyage des flocons dans l'intérieur du corps vitré, l'absence de phosphène lorsqu'il y a décollement, la diminution de l'acuité visuelle dès le début surtout pour la vision centrale, la vision périphérique se conservant parfois, excepté dans les points où la rétine ou la choroïde sont décollées par des épanchements séreux ou sanguins, ou par les infiltrations pigmentaires, auxquels cas la vision s'arrête net.

2° *Période de retrait*, *de ramollissement* ou *d'atrophie*. — Lorsqu'on ne réussit pas à l'enrayer de bonne heure, l'irido-choroïdite plastique est progressive et ses désordres s'accentuent chaque jour davantage. Le corps vitré se remplit de flocons, le champ pupillaire d'exsudats plastiques et la vue qui n'était pas tout à fait perdue finit par disparaître. Parfois le malade percevra encore l'ombre des objets, mais d'autres fois une lumière excessivement vive, comme la flamme d'une lampe placée devant l'œil n'impressionnera pas la rétine, le champ pupillaire étant occupé par des exsudations épaisses qui formeront parfois un tout continu en apparence avec l'iris, ou comme nous l'avons vu dans le cas de l'observation Thernard, il se formera une fausse membrane avec tendance à l'organisation. La chambre antérieure diminuera de volume ; la cornée en contact avec une humeur aqueuse qui ne se renouvelle plus, sera privée de quelques-uns de ses éléments de nutrition et deviendra malade, source des petits points que l'on observe quelquefois à sa face postérieure. Parfois même il peut se faire une kératite interstitielle ou parenchymateuse, de même que ces phlegmasies peuvent être le point de départ d'une irido-choroïdite ou d'une irido-cyclite. L'iris deviendra de plus en plus terne, décoloré en présentant une coloration sale, perdra le poli de sa surface et l'on n'y verra plus de traces des plis radiés qui vont de l'une à l'autre de ses circonférences ; il contractera même des adhérences avec la cornée et finira par faire disparaître la chambre antérieure, ou bien celle-ci sera diminuée de capacité et occupée par un liquide louche dans lequel il y aura hypergénèse de cellules morbides.

Mais ce n'est pas tout. La partie de l'humeur aqueuse emprisonnée derrière l'iris deviendra le siége de cette même multiplication d'éléments morbides, le cercle ciliaire continuera pendant un certain temps à sécréter cette humeur, mais, peu à peu cet organe se trouvera gêné par cause mécanique, dans l'exercice de ses fonctions, comme nous l'avons dit plus haut ; l'activité de sa circulation ne se fera plus, il y aura stase, avec toutes les conséquences dont nous avons parlé et dont le dernier résultat sera le défaut de nutrition de l'œil. Alors le liquide morbide placé derrière l'iris se résorbera petit à petit et il se fera là une sorte d'amas d'éléments morbides qui rattacheront l'iris et le corps ciliaire à la capsule du cristallin ; la zone de Zinn, elle-même, y prendra part et c'est alors qu'aura lieu le retrait des masses néoplasiques cité par de Graefe. — Tous ces éléments tiraillés, privés de leur nutrition, altérés, dans leurs fonctions, dans leur vie intime, communiquant leurs lésions au corps vitré déjà rempli de flocons ; la choroïde et les éléments nerveux de la rétine, eux-mêmes, seront altérés dans leur constitution; le décollement et les épanchements plastiques et sanguins y ajouteront et il y aura là une sorte de dégénérescence de toutes les membranes de l'œil, dont l'explication est réservée à la micrographie et qui aura pour dernier résultat, comme nous l'avons dit, l'atrophie complète de l'organe. L'œil tout entier s'abaisse, se ratatine et devient le siége de névralgies très-violentes qui sont la source d'ophthalmies sympathiques du côté sain et qui bientôt exigeront impérieusement l'énucléation de l'œil malade. C'est ce qui s'est passé dans les observations Germain et Thernard.

La maladie peut arriver à cet état sans avoir passé par les degrés d'une suppuration franche et dont les symptômes soient nettement accusés. Mais il peut arriver, et il arrive très-souvent, que la suppuration se révèle par du frisson, de la fièvre, tension considérable du globe, douleur pongitive, l'apparition d'un hypopion, et cet état de déperdition des forces qui conduit, à l'amaigrissement et aux troubles généraux de la santé, et qui peut avoir une issue fatale pour le malade, dont la constitution sera déjà minée par l'insomnie et les souffrances atroces dont l'œil devient le siége et par la perte de tout appétit. Ce tableau si effrayant qu'il paraisse ne laisse pas que d'être réel. Heureusement pour les malades que l'irido-choroïdite n'affecte pas toujours cette forme suppurative. Mais même dans l'absence de toute suppuration, les malades sont sujets à une sorte de cachexie chloro-anémique, qui, d'ailleurs, disparaît facilement après l'opération, par un traitement approprié.

La gravité est encore augmentée, si le malade est atteint d'une maladie du cœur ou du cerveau. Enfin, dans tous les cas, la phthisie de l'œil est à craindre, et l'on ne saura pas intervenir d'assez bonne heure chirurgicalement, lorsque la maladie est rebelle à tout traitement médical. Nous aurons occasion de revenir à ce sujet,

M. Galezowski donne, comme signe caractéristique de l'atrophie de l'œil, l'empreinte que laissent les muscles droits sur la sclérotique, où ils forment des véritables rainures qui vont du bord de la cornée vers les parties postérieures du globe. Cela tient, d'après cet auteur, à l'épanchement séreux ou sanguin qui fait décoller la rétine et la choroïde et qui amène la perte définitive de l'œil. Ce même auteur avoue qu'il est difficile d'établir un pronostic exact dans un cas d'atrophie de l'œil et du degré de sa curabilité ; et il ajoute que ce n'est que par l'examen de la perceptivité lumineuse et des phosphènes qu'on peut y arriver.

L'irido-choroïdite plastique est une maladie de longue durée, et la plupart des malades ne viennent consulter que lorsque déjà ils souffrent depuis plusieurs années. Une des terminaisons les plus fréquentes de cette maladie est l'atrophie, ou bien le phlegmon de l'œil, lorsque la maladie est abandonnée à elle-même. Mais lorsqu'on a recours de bonne heure à une thérapeutique sage, soit chirurgicale, on peut enrayer les progrès du mal ou tout au moins diminuer les atroces souffrances qui accablent les malades et qui sont souvent le point de départ de leur perte totale de forces. Quelquefois l'énucléation est nécessaire pour sauver l'œil sain. Mais il faut avouer que l'irido-choroïdite est une maladie, qui, quelle que soit sa forme, récidive avec fréquence ; de là l'injustice des attaques contre l'iridectomie ou d'autres procédés opératoires. Dans quelques cas, sans que ni les flocons du corps vitré, ni l'obstruction pupillaire l'expliquent, ou même dans l'absence complète de ce dernier symptôme, la vue s'arrête, probablement par décollement ou par embolie complète des vaisseaux rétiniens. C'est ce que nous avons vu se passer chez M. X..., magistrat, client particulier du docteur Galezowski, dont la vision fut subitement supprimée, alors que les symptômes de la maladie paraissaient s'amender. Depuis lors, le mal suivit une marche avec tendance à l'atrophie, malgré la détente des phénomènes inflammatoires (1).

Nous donnons à la suite une observation d'irido-choroïdite plastique.

Observation I (personnelle).— Cas d'irido-choroïdite double.— Iridectomie. — Guérison.

Madame R..., 62 ans, blanchisseuse demeurant à Nogent-sur-Marne, est atteinte d'*irido-choroïdite double*.

Il y a quelques années qu'elle commença à avoir des troubles fonctionnels de l'œil gauche et a été soignée pendant quelque temps par les médecins de l'endroit. Quelque temps après l'œil droit se prend à son tour.

Voici ce que nous constatons aujourd'hui. Trouble très-accentué de la vue dans les deux yeux : elle voit tout à travers un brouillard mais distingue assez bien les objets. Elle ne sait pas lire, mais connaît un peu les caractères, et peut distinguer ceux de la planche XV et XVI de l'échelle typographique de M. Galezoswki. Elle accuse des mouches volantes en grand nombre.

Œil droit. — Par l'éclairage oblique, on constate que la chambre antérieure est à peu près normale. Humeur aqueuse assez transparente. Légère opacité très-large en surface de la cornée. Conjonctive très-rouge. Iris verdâtre, très-irrégulier. Pupille pas trop rétrécie, mais très-adhérente en arrière (synéchies postérieures) : son contour est très-décoloré.

(1) A l'époque où nous avons vu ce malade, vers le mois de novembre dernier, nous n'étions pas encore en possession du tonomètre de Monick, ce qui nous aurait peut-être été utile pour constater le début de l'atrophie; malheureusement nous avons été longtemps à la merci du fabricant d'Utrecht à qui nous l'avions commandé depuis le mois d'août. Plus tard, nous donnerons dans un travail spécial les avantages de la tonométrie dont Donders, Dor et Monick ont su tirer quelque parti, nous contentant de donner dans cette thèse le dessin et quelques indications sur la manière de s'en servir.

Œil gauche. — Même injection conjonctivale et larmoiement qui n'existe pas dans l'œil opposé ; mais pas de tache dans la cornée. Champ pupillaire moins rétréci que le droit, mais l'iris est très-irrégulier et son sphincter est profondément décoloré et adhérent.

Les deux yeux sont moins consistants qu'à l'état physiologique.

Impossibilité absolue d'éclairer le fond de l'œil gauche qui est très-trouble; encore moins l'œil droit qui est tout à fait opaque.

Pas d'antécédents syphilitiques ni rhumatismales; mais le commencement de son affection oculaire a coïncidé avec l'absence complète de ses époques, car le début de la maladie remonte à plus de dix ans.

Etant jeune, elle a souffert d'une conjonctivite dont nous ignorons la nature.

Prescription : 1° Collyre d'atropine. . . . . . 0 gr. 02
Eau distillée. . . . . 10 gr.
quatre gouttes par jour.

2° Opération nécessaire dans les deux yeux.

29 octobre. Iridectomie double, la droite en haut et en dehors.

Le 31. Disparition des symptômes de compression. La douleur est moindre dans l'orbite. Diminution de la sensibilité au toucher surtout dans l'œil droit.

5 novembre. La malade quitte la clinique sans douleurs et voyant un peu. Il ne lui reste qu'un peu de sensibilité au toucher de l'œil gauche.

Le 27. Nous revoyons la malade qui nous dit aller beaucoup mieux. La guérison paraissait être assurée, malheureusement nous n'avons plus revu la malade.

II. Irido-choroïdite séreuse ou hydrophthalmie.

La seconde forme d'irido-cloroïdite, dont nous allons nous occuper, offre comme caractères principaux : 1° *La présence non douteuse d'une phlegmasie occupant aussi bien l'iris que la choroïde*; 2° *une hydropisie très-accusée du globe tout entier*; 3° *une excavation de la papille*, qui simule beaucoup l'existence d'un glaucome chronique.

Ici l'affection débute également par une injection péri-kératique très-vive, moins accusée cependant que celle que l'on observe dans l'irido-choroïdite plastique. Du reste, ce début n'a rien de la soudaineté de la forme précédente; il est lent, insidieux, et, pour ainsi dire, graduel. L'on peut observer, dans quelques cas, la présence d'un léger chémosis séreux tout autour du bord cornéal, surmonté de petits vaisseaux injectés, mais le phénomène n'est pas constant. La douleur est moins vive au début que dans la forme précédente ; mais, plus tard, lorsque la distension des membranes de l'œil par le liquide morbide est portée à l'extrême, alors le malade accuse des crises douloureuses dont leur maximum d'intensité est aussi puissant que celui de l'irido-choroïdite plastique. C'est qu'alors le corps ciliaire est comprimé par le liquide, et que ses nerfs, ainsi que ceux de la cornée, et leurs connexions avec les autres nerfs du globe et de l'orbite, deviennent le siége d'une sensibilité extrême, irrités et comprimés qu'ils sont par le liquide séreux épanché dans tout l'organe. Ces douleurs se manifestent aussi sous une forme névralgique et reviennent par accès qui tourmentent les malades et produisent, tout aussi bien que dans la première forme, l'insomnie. Cependant, de Graefe pensait que, dans cette forme, les douleurs ont moins d'intensité, à cause de la diminution de la conductibilité des nerfs ciliaires.

Nous avons dit, en commençant, qu'un des signes principaux de cette affection, c'était l'existence d'une double phlegmasie séreuse, de part de l'iris et de la choroïde. En effet, on y trouve les symptômes d'une iritis séreuse, avec hypersécrétion de l'humeur aqueuse ; mais, conséquent avec ce que nous avons dit précédemment, ce rôle est dévolu au corps ciliaire (1), qui, lui-même, n'a pas échappé à l'inflammation, et le liquide transsude à travers les parois des vaisseaux qui se trouvent en état morbide, et non pas de l'iris lui-même, comme on l'avait pensé précé-

(1) Galezowski.

demment. En même temps, le segment postérieur de la choroïde devient le siége d'une exsudation abondante qui, petit à petit, remplit non-seulement l'intérieur du corps vitré, mais la chambre antérieure, et aboutit à la distension des membranes de l'œil, si la sclérotique n'est pas assez résistante; d'où l'augmentation de volume du globe et sa saillie à l'extérieur, lequel acquiert parfois une dureté qui rappelle celle du glaucome chronique, dont cette affection partage quelques-uns des symptômes, à part l'iritis. Cet excès de volume de l'œil, et la pseudo-exophthalmie qui en résulte (car le globe n'est pas repoussé en masse en dehors de l'orbite, comme dans l'exophthalmie proprement dite) sont tellement considérables, que quelques auteurs ont donné à cette maladie, comme au glaucome, avec lequel elle a été confondue, le nom de *buphthalmie* (œil de bœuf).

Voici quel est l'état des membranes. La *sclérotique* s'amincit à la longue, par suite de la distension exagérée que subit le liquide hypersécrété. Elle prend une coloration bleuâtre ou bien grise; elle peut même devenir le siége d'une inflammation violente, qui se termine par la formation d'un ou plusieurs staphylomes. Nous avons pu constater ce phénomène chez un malade de la clinique, dont on trouvera l'histoire dans l'observation Lespigal.

Ce malade présentait au pourtour de la cornée, une série de petits staphylomes. On dirait que la choroïde était venue faire hernie tout autour de la cornée. Ces saillies ou bosselures s'étaient produites les unes après les autres, dans l'espace de quelques années, au fur et à mesure que la fibreuse cédait. Il y avait, chez cet individu, un véritable croissant, occupant les trois quart du bord cornéal, ne laissant de libre que le quart supérieur, et fermé par une série de petits staphylômes. Ces bosselures ne paraissent s'observer que dans les parties antérieures de la sclerotique, et il paraît y avoir une raison anatomique, car c'est en avant que la fibreuse se laisse plus facilement distendre, n'y trouvant pas la coque ostéo-fibreuse, qui lui sert de protection vers les parties latérales de la cavité orbitaire, aussi bien que dans la voûte et dans le plancher de l'orbite. Je veux parler de la capsule de Ténon et de la partie osseuse qui forme la cavité. Parfois on aurait constaté la rupture de la sclérotique, mais ce phénomène a dû être observé plutôt dans les cas de glaucome.

Quant à la *cornée*, elle présente souvent ces petits points que l'on observe sur la membrane de Descemet, dans la maladie décrite sous le nom de *kératite ponctuée*. Mais, d'autres fois, ces petits points sont presque imperceptibles, soit à la loupe, soit au moyen de l'éclairage oblique.

L'*iris* est tantôt décoloré, tantôt il ne présente pas d'altération dans sa coloration ; d'autres fois il prend une teinte foncée. Mais un de ses attributs principaux dans cette affection, c'est de rester immobile et adhérent par places à la cristalloïde, d'où il résulte une irrégularité de la pupille ; mais ces adhérences pupillaires ne sont pas aussi complètes que dans l'irido-choroïde plastique, et il est rare qu'on ne puisse pas constater l'état du fond de l'œil. Lorsque cet examen est possible, on constate que la rétine et la choroïde elles-mêmes se trouvent comprimées par le liquide et gênées dans leurs fonctions.

La capacité de la *chambre antérieure* est supérieure à celle qu'elle présente à l'état normal, d'une part par le refoulement de la cornée en avant; d'autre part par les adhérences de l'iris à la cristalloïde ; et l'humeur aqueuse n'est pas limpide comme à l'état normal.

Le *cristallin* peut présenter des opacités, altéré qu'il est lui-même dans sa nutrition ; mais lorsqu'il n'est pas encore altéré, lorsqu'il n'est pas trouble, comme on l'observe dans certains cas d'irido-choroïdite séreuse, on peut parfois conslater à l'ophthalmoscope la présence d'une excavation papillaire identique à celle du glaucome. On peut même observer, lorsque les opacités du corps vitré le permettent, que le reste du fond de l'œil est clair, ou bien une légère hyperémie de la choroïde. Souvent on voit un synchisis très-marqué (Galezowski).

Les *opacités du corps vitré* ont, d'après M. Wecker, une apparition brusque. Elles sont très-légères et occupent surtout les parties antérieures, lorsqu'elles existent, car elles ne sont pas toujours constantes ; et elles surviennent alors presque en même temps que les symptômes de l'iritis séreuse.

On comprend que par suite de ces phénomènes physiques la vue soit affaiblie au début, et que peu à peu la vision finisse par disparaître, ce qui est dû en partie à l'exagération de la tension oculaire qui est de beaucoup augmentée, et en partie à l'excavation de la pupille. qui elle même est due à l'hypersécrétion séreuse. De plus, l'hypergénèse d'éléments morbides qui se fait dans la cavité du corps vitré est encore une cause des troubles si marqués de la vision. Peut-être se fait-il là quelques petits épanchements sanguins que nous n'avons pas pu constater, l'anatomie pathologique des irido-choroïdites n'étant pas encore assez étudiée.

Lorsque la maladie est complétement confirmée, l'œil est dur, la tension est excessive et les douleurs sont actives ; et tout cet état morbide engendre encore une forte hyperémie de la conjonctive, qui souvent présente aussi un bourrelet séreux périkératique, qui complète le tableau symptomatique de la maladie.

Si à ce moment on examine le champ visuel, on voit que tantôt la vision centrale est complétement perdue, et qu'il ne reste que quelques traces de la vision périphérique ; d'autres fois, toute ombre de vision disparaît, et les malades sont voués à une cécité complète. Ajoutons à cela que les phosphènes, ou bien sont incomplets, ou bien ils font complétement défaut.

La marche de cette affection est, comme son début, assez lente. Elle commence presque en même temps, avons-nous dit, par la choroïde et par l'iris, et l'on sait que quelques auteurs, parmi lesquels Mantz, considèrent ces deux membranes comme ne formant qu'une seule. La maladie peut durer des mois, des années, sans altération notable dans la santé générale ; mais elle peut aussi donner lieu à des phénomènes sympathiques du côté opposé, à une véritable irido-cyclite sympathique. Dans certains cas, elle peut prendre les caractères d'une irido-choroïdite plastique. D'autres fois enfin, elle peut avoir des tendances à la suppuration, ce qui se révèle par la formation d'un grand hypopion qui ajoute à la gravité de la maladie. Mais l'apparition de ce dernier phénomène est brusque, et quelquefois il disparaît aussi rapidement pour se reproduire plus tard et séjourner dans la chambre antérieure (1). Alors le pus s'infiltre dans les membranes de l'œil, et celui-ci se perd pour toujours.

Pendant notre stage dans le service de M. Richet (Hôpital des cliniques), nous avons vu un malade sur lequel ce professeur fit une leçon le 24 novembre 1871, dont nous conservons encore les notes, mais qui fut rédigée par M. le Dr Marchand qui était interne du service à cette époque et publiée dans le *Journal d'ophthalmologie* des Drs Galezowski et Piéchaud (t. I, p. 32 ; 1872). On remarquera par la réserve qui domine dans cette leçon, combien il est difficile de se prononcer dans certains cas entre le glaucome et l'irido-choroïdite séreuse.

(1) Wecker. Loc. cit.

Obs. II (de M. Richet).

Un jeune homme de 27 ans, ébéniste, soumis à l'action des vapeurs irritantes de son métier, affecté dès sa jeunesse de diverses affections oculaires, se présente à la consultation des Cliniques de la Faculté, avec des taches laiteuses sur les cornées, indices d'inflammations répétées (1). Il aurait également eu dans son enfance des granulations palpébrales très-tenaces, dont il a été guéri par des cautérisations répétées, mais dont il ne portait plus les traces.

Ayant quitté Paris et habitant Marseille depuis six ans, sa santé fut améliorée aussi bien de sa vision que du reste de l'économie, lorsque, sans cause connue, vers le mois de mai ou juin 1871, il s'aperçut que son œil gauche se perdait insensiblement par suite de poussées inflammatoires répétées, dans lesquelles sa conjonctive s'injectait fortement et qui s'accompagnait de vives douleurs, l'acuité de sa vision diminua si notablement qu'il fut obligé de recourir aux soins d'un habile oculiste de Marseille, lequel lui proposa une opération, mais le malade ne voulut pas s'y soumettre. Revenu à Paris un mois avant la leçon de M. Richet (octobre 1871), son état continuait à s'aggraver, et l'acuité visuelle du côté malade était tellement faible et pervertie que le malade croyait la vision de ce côté complètement abolie.

Au moment de son entrée dans le service de ce professeur, le 16 novembre 1871, voici quel était l'état de son œil gauche : volume beaucoup plus grand que celui du côté opposé, globe saillant, son segment antérieur présentant une conicité prononcée, les paupières pouvant à peine le recouvrir; la cornée est courbée, projetée en avant et très-nuageuse çà et là. A l'éclairage oblique mieux que par l'examen direct on découvre de nombreuses taches blanches, dont nous avons parlé plus haut, traces évidentes de phlegmasies répétées antérieures. Sa surface est aussi un peu dépolie et granuleuse, quoique conservant assez de translucidité pour permettre de distinguer facilement l'état dans lequel se trouvent les milieux de l'œil.

Ceux-ci présentent un aspect trouble et une coloration verdâtre analogue à celle du glaucome (2). Ce trouble des humeurs transparentes est

(1) Ces faits auraient pour M. Richet une grande importance et expliqueraient en partie le développement de la grave affection dont ce malade était atteint.

(2) On verra plus loin, dans une observation d'irido-cyclite traumatique

sujet à des variations remarquables et presque journalières. C'est ainsi que dans l'espace de quinze jours M. Richet les a vus s'améliorer tellement qu'on aurait pu les croire presque revenus à l'état normal; le champ pupillaire avait repris sa teinte ordinaire; puis tout à coup l'aspect trouble et glaucomateux reparaissait sous l'influence d'une poussée nouvelle de l'inflammation, sans cause appréciable. L'iris, plus foncé que du côté sain, conservait sa motilité. Pupille régulière moyennement dilatée conservant ses mouvements, preuve de ce que la rétine était encore impressionnable. Pas de déformation de l'ouverture pupillaire. Pas de dépôt plastique dans le champ pupillaire.

Le cristallin et son enveloppe sont parfaitement transparents.

La partie antérieure de la sclérotique recouverte par la conjonctive bulbaire, vers le niveau des insertions de la cornée, est fortement distendue et amincie et permet de voir par transparence la choroïde située au-dessous d'elle, laquelle lui communique une teinte bleuâtre. En quelques points même on peut voir des bosselures, et il y avait là un commencement de staphylome antérieur, ce qui fit penser à M. Richet qu'il devait y avoir une *scléro-choroïdite* assez avancée. Des douleurs intenses dans le globe s'étendant dans les parties qui avoisinent l'orbite. *Des pressions exercées méthodiquement au niveau de l'émergence des principaux nerfs de la région ont démontré qu'ils participaient activement à la maladie; et c'est surtout au point d'émergence du sous-orbitaire et du frontal interne que nous avons pu constater cette douleur très-accentuée.* C'est là, d'ailleurs, dit M. Richet,un fait commun à toutes les affections inflammatoires du globe oculaire et depuis longtemps j'attire dans mes cours l'attention sur ce sujet. C'est ainsi que j'explique les névrites périodiques si douloureuses que j'appelle *vespérines*, en raison du moment auquel elles apparaissent et dont le sulfate de quinine uni à l'opium triomphe admirablement.

La cornée et la sclérotique de l'œil droit offraient aussi quelques troubles moins marqués.

Le malade lisait assez bien les gros caractères avec l'œil droit, pas du tout les moyens et les petits; mais il conservait encore la perception des couleurs.

L'*œil gauche*, au contraire, ne distinguait pas même les gros caractères, mais reconnaissait encore, quoique bien imparfaitement, les objets qu'on lui présentait, surtout lorsqu'ils étaient placés du côté externe de l'œil. Quant aux couleurs il se plaignait de voir tous les objets en rose; et le bleu foncé produisait sur sa rétine une sensation douloureuse analogue à

que ce reflet verdâtre existait aussi bien qu'on l'observe dans le glaucome.

celle d'un miroir réflecteur; il confond le rouge avec le blanc et le jaune et le vert lui paraissent roses; excepté le bleu indigo, il ne perçoit aucune nuance d'une manière certaine. De là, M. Richet tire la conclusion que la macula et toute la portion externe de la rétine sont en grande partie impropres à la perception des rayons lumineux, et que la pupille et la demi-circonférence interne de la rétine, sans être positivement désorganisées, étaient déjà profondément atteintes.

A l'ophthalmoscope la pupille apparaît légèrement déprimée au centre et ses vaisseaux sont notablement diminués de volume. Il existe en dehors d'elle une tache d'un blanc nacré, en forme de croissant, et qui la borde immédiatement. Cette tache est certainement produite par un léger degré de staphylome postérieur; 2° autour de la macula, les lésions sont plus marquées; il existe des plaques blanchâtres, irrégulières, disséminées, qui se reconnaissent facilement pour des plaques exsudatives choroïdiennes; 3° *au centre même de la tache jaune* il existe une tache hémorrhagique de très-petit volume. La choroïde est partout ailleurs d'un rouge foncé, uniforme, sans taches ni plaques.

D'un tempérament lymphatique ce malade présentait des adénites sous-maxillaires, peu prononcées cependant : malgré cela il paraissait jouir d'une bonne santé générale.

Pour nous résumer, disait M. Richet dans sa leçon, je dirai donc que nous avons affaire à un malade qui, dans son enfance, a eu de nombreuses affections oculaires (granulations, kératites accompagnées vraisemblablement *d'un degré variable d'irido-choroïdite*), etc.

Ainsi pour M. Richet il y aurait eu précédemment un certain degré d'irido-choroïdite.

Depuis six mois continue M. Richet, sous l'influence d'attaques répétées d'une scléro-choroïdite, que je regarde comme la conséquence et la continuation des maladies antérieures, ont eu lieu, à des intervalles, des *accès inflammatoires;* le globe oculaire a augmenté de volume, puis s'est ectasié très-notablement, surtout vers son segment antérieur. Il existe, de plus, un staphylome postérieur. La choroïde, enfin, a été envahie dans sa totalité par une inflammation qui caractérise une tendance notable à l'exhalation séreuse, ayant occasionné en dernier lieu des plaques exsudatives autour de la macula, et même une hémorrhagie centrale dans cette tache jaune. Puis consécutivement, la tension intra-oculaire considérable a amené progressivement la distension scléroticale que nous avons notée, et a déterminé un commencement de dépression de la papille.

M. Richet en parlant du diagnostic, rejette l'idée d'un

glaucome, parce que dans celui-ci l'augmentation de volume du globe n'est jamais portée à ce point-là, et parce que la coque de l'œil n'étant pas préparée par des maladies antérieures ne cède point aussi facilement, et pour peu que l'exhalation séreuse intra-oculaire augmente dans le glaucome, l'étranglement du globe se produit. Chez le malade de M. Richet, la sclérotique s'est laissé distendre, ses fibres se sont même écartées et dissociées en avant et en arrière, d'où staphylomes antérieurs et postérieurs, d'où l'absence de dureté caractéristique du glaucome. D'ailleurs il n'y avait plus là ni l'insensibilité de la surface de la cornée ni les signes ophthalmoscopiques du glaucome (excavation de la papille, brisure des vaisseaux et pouls rétinien, etc.).

Quant aux taches blanches qu'on trouve autour de la macula, et à la tache hémorrhagique centrale de cette dernière, c'est la conséquence de la choroïdite, et quoiqu'on les observe parfois dans le glaucome, elles n'en constituent point les lésions essentielles. Cela n'empêcherait pas l'excavation de se faire si la maladie eût été abandonnée à elle-même. — Mais dans ces cas mêmes, M. Richet se demande si l'on est autorisé à dire qu'il y a un véritable glaucome (1).

Ce malade guérit par l'iridectomie pratiquée par M. Richet, et moins d'un mois après l'opération, le malade pouvait se servir de son œil, assez pour vouloir retourner à son travail. M. Galezowski et M. Richet constatèrent à la fois que le malade pouvait vers le dixième jour de l'opération lire les gros caractères de l'échelle typographique.

Examiné au microscope à cause de la sensibilité rétinière dont se plaignait le malade, on trouva que la papille

(1) J'ai causé dernièrement avec M. Richet, et, lui ayant demandé son avis sur le diagnostic, il me répondit que pour lui c'était un cas d'irido-choroïdite séreuse plutôt qu'un glaucome.

n'était plus déprimée, et que les vaisseaux non comprimés ont repris leur volume et leur aspect normal. La tache hémorrhagique de la macula avait beaucoup pâli et les exsudats disséminés autour d'elle étaient en voie de résorption.

Voici maintenant l'extrait d'une observation qui nous est personnelle et qui nous a intéressé au point de vue des petits staphylomes antérieurs dont nous avons parlé.

Obs. III. — Cas d'irido-choroïdite séreuse, avec staphylome scléro-choroïdien antérieur multiple. (Extrait).

M. Lespingal, âgé de 31 ans, domestique (valet de chambre) marié, demeurant avenue des Champs-Elysées, 75, souffre depuis 12 à 14 ans de l'œil droit, et présente des staphylomes multiples tout autour de la cornée en forme d'arc de cercle. Il a eu tout d'abord deux taches noires sur la sclérotique en forme de petits points noirs. Se plaint depuis cette époque de ne pas bien voir; sa vue était toujours couverte d'un brouillard complet, même au grand jour. Cependant il n'avait pas de douleurs; mais il présentait du larmoiement et une injection conjonctivale assez intense. A cette époque il a consulté un médecin qui l'a traité par la compression, sans aucun résultat d'amélioration.

Deux ans après, les deux taches d'en bas se sont présentées et les autres ont paru tour à tour jusqu'au nombre de sept, se rangeant autour de l'arc ciliaire près de son bord externe. Toutes ces taches sont autant de petits staphylomes.

Depuis près d'un an il vient à la Clinique pour une irido-choroïdite séreuse dont il accusait tous les symptômes. Seulement on ignorait la cause, car ni les antécédents ni le traitement n'accusent ni le rhumatisme ni la syphilis.

Aujourd'hui, après avoir suivi un traitement à la Clinique, il va si bien qu'il peut lire de cet œil-là le numéro 5 de l'échelle typographique du docteur Galezowski.

III. Irido-cyclite.

Tous les ophthalmologistes sont d'accord pour dire que l'irido-cyclite spontanée, d'emblée, est rare, à moins qu'elle ne soit produite par une cause traumatique. Il y a déjà quelques années que Graefe, Critchet et Bowman ont démontré par des observations authentiques, que le plus souvent l'irido-cyclite s'observe sous forme sympathique,

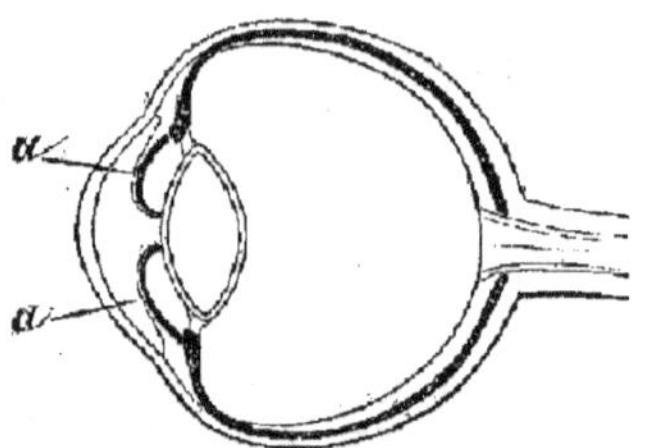

Fig. 1. (Empruntée à M. Galezowski.)
Schéma des adhérences de l'iris avec la choroïde; *a*, *a*, iris bombé et adhérant par son bord pupillaire au cristallin.

c'est-à-dire par transmission de la phlegmasie d'un œil malade à l'œil sain. Le traumatisme le plus fréquent, celui qui compte le plus dans la statistique des irido-cyclites, c'est celui qui est le résultat d'une opération de cataracte, surtout à la suite de la méthode linéaire et même de ses modifications. C'est que dans tous ces procédés le corps ciliaire est souvent blessé. Il en est de même de l'opération de Critchet, que de Graefe lui-même accuse d'être une des causes d'irido-cyclite. Viennent ensuite les blessures accidentelles du corps ciliaire, la pénétration de corps étrangers dans l'œil, soit qu'ils y séjournent longtemps ou qu'on les enlève de bonne heure. Enfin le corps étranger peut rester quelque temps dans le globe de l'œil sans donner lieu à des phénomènes inflammatoires, et puis au bout de quelques années les parois mêmes du kyste qu'entourent le corps étranger s'enflammer, comme on l'a vu dans les cristallins enkystés dans le corps vitré près du corps ciliaire dans les cataractes opérées par la méthode de l'abaissement; ou bien encore dans les luxations pathologiques du cristallin où celui-ci fait l'office d'un véritable corps étranger, les tissus environnants peuvent s'enflammer et l'inflammation se propager au corps ciliaire. D'autres fois ce sont les mêmes couches corticales qui restent, ou bien les débris de capsule après des cataractes opérées avec le meilleur succès qui allument le feu et sont le point de départ de la phlegmasie ; et nous ferons remarquer que cela s'observe aussi bien à une époque prochaine de l'opération que six mois, un, cinq, dix ou quinze ans après, tout aussi bien que pour les corps étrangers. Il peut se faire encore que ce dernier étant enlevé, il se fasse là une petite irritation, à l'endroit qu'il occupait, une sorte de phlegmasie qui reste à l'état latent et que, sous l'influence d'une cause quelconque qui soit le coup de fouet de l'inflammation, celle-ci se propage rapidement aux tissus voisins et en particulier au corps ciliaire, car cet organe si important et si délicat est plus exposé que toute autre des parties internes de l'œil à s'enflammer, par sa richesse en vaisseaux et nerfs. Il faut remarquer encore, pour ce qui concerne les blessures du corps ciliaire, que celles qui sont parallèles à son axe paraissent être moins dangereuses et prédisposent moins à l'atrophie que les blessures transversales, et qui intéressent plusieurs procès ciliaires à la fois.

Le propre des irido-cyclites traumatiques est d'affecter un cachet spécial ; c'est ainsi que l'on voit souvent, sans la moindre apparence d'altération des membranes internes, se produire la stase veineuse, ce qui tient à la gêne du corps ciliaire dans ses fonctions sécrétoires. Ce n'est qu'à la suite de ce phénomène d'obstacle dans la circulation veineuse, que l'on voit apparaître d'autres signes, tels que la parésie de la pupille et un état de phthisie de l'œil qui le conduit à l'atrophie. Consécutivement, la vue devient trouble ; il y a photophobie, dans quelques cas même de la photopsie, et le Dr Galezowski publie à ce sujet, dans son *Recueil d'ophthalmologie* (janvier 1874), l'intéressante observation suivante :

Obs. IV.

M. S... âgé de 32 ans, vint me consulter pour son œil gauche, qui était rouge et mou, et dont la vue se troublait depuis plus de deux mois, ayant reçu au mois de mai 1873 une blessure dans cet œil, causée par un éclat de pierre. On trouve en effet à la partie supérieure et externe un leucome de 4 millimètres de diamètre, dont on voit se détacher une petite bride fibreuse, aboutissant à l'iris. Ce dernier présente en cet endroit une teinte grisâtre ; ses fibres radiaires sont effacées. Le malade avait souffert pendant six semaines après l'accident, ensuite il se trouva mieux et ne se plaignit point si ce n'est du trouble de la vue qui diminuait. Quelle était la cause de cette amblyopie ? Il m'a semblé que l'iris contenait un corps étranger dans l'endroit affecté et que l'irritation des nerfs iriens, se transmettant par action réflexe aux nerfs choroïdiens, et en particulier à ceux du cercle ciliaire, amènerait infailliblement les troubles nutritifs que nous avons indiqués plus haut. Je me suis décidé à pratiquer une excision de la portion de l'iris qui se trouvait adhérente à la cornée. L'opération étant faite sans accidents, l'œil guérit rapidement de ce traumatisme, et a recouvré complètement la vision, et ce qui est encore plus significatif sa densité normale.

La *caractéristique de l'irido-cyclite* est de présenter les phénomènes suivants : 1° *une douleur violente dans tout le pourtour de la cornée, dans l'endroit qui correspond à la situation du cercle ciliaire, avec irradiation dans les branches du trifacial*, affectant le caractère d'une véritable névralgie, telle qu'elle a été décrite par Valleix et Grisolle ; 2° *les nombreux flocons ou exsudats qui occupent le corps vitré et qui finissent par le remplir complètement* ; 3° *le ramollissement de l'œil et sa marche progrsssive vers l'atrophie*. Tels sont les symptômes principaux de l'irido-cyclite.

Nous ne ferons pas une description spéciale de chacune des formes d'irido-cyclite, soit sympathiques, soit traumatiques, soit lymphatiques, soit métastatiques, etc. Nous croyons que toutes ces divisions sont purement étiologiques, le fait anatomique étant toujours le même, de même que leur expression symptomatique ; seulement on devra tenir compte de l'état général du malade, de sa santé générale, enfin, lorsqu'il s'agira d'appliquer le traitement. Nous prendrons pour type la forme sympathique.

1° *Début.* — Nous ne saurions mieux faire que de céder ici la parole à de Graefe, qui décrit ainsi la maladie, qu'il appelle iritis maligne. « Cette affection est caractérisée par le développement progressif d'une prolifération morbide à la surface postérieure de l'iris, processus qui produit une synéchie postérieure totale, et l'immobilité complète de la pupille, qui résiste à l'influence des mydriatiques *dans une période* où le *champ pupillaire est encore assez libre, et la force visuelle relativement satisfaisante.* Cette prolifération gagne bientôt les procès ciliaires ; l'iris présente alors souvent des gros vaisseaux veineux, qui indiquent évidemment que le sang s'échappe plus difficilement par la région ciliaire. La même cause pourrait bien gêner l'afflux artériel, et ces circonstances, jointes à la prolifération rétro-irienne qui envahit peu à peu l'épaisseur entière de l'iris, expliquent la dégénérescence spéciale du tissu de cette membrane. L'iris, qui d'ordinaire se plisse facilement, est remplacé alors par un tissu fibreux rigide et fortement tendu, dont nous ne connaissons que trop l'extrême résistance lorsque nous tentons une opération. La transformation rapide de cette iritis en irido-cyclite est encore caractérisée par des symptômes plus tranchés, tels que des variations frappantes de la consistance du globe oculaire, qui se ramollit après une augmentation de tension plus ou moins longue, la sensibilité remarquable de la région du corps ciliaire à l'attouchement, parfois des signes d'affection du corps vitré, et enfin un certain changement dans le plan de l'iris lui-même (1). Quoiqu'en général la chambre antérieure se rétrécisse bientôt, en même temps que la quantité de l'humeur aqueuse diminue par l'amoindrissement de l'afflux du sang artériel, du côté des parties ciliaires, l'iris, lorsqu'on l'examine attentivement, présente un retrait de sa périphérie, retrait produit par des tractions exercées par l'adhérence de la surface postérieure de cette membrane avec les procès ciliaires (2). » En général, la tension de l'œil primitivement malade diminue lorsque l'autre œil s'est pris par sympathie; et de Graefe pense que le symptôme de sensibilité douloureuse est moins constant pendant la période d'augment de la tension, par ce fait que, comme nous l'avons dit ailleurs, la tension diminue la conductibilité des nerfs ciliaires.

Dès qu'un individu atteint d'une forme d'ophthalmie quelconque se plaint d'avoir du larmoiement et de la photophobie dans l'œil sain, de la fatigue et même un peu de gêne sourde, qui ne va pas tout à fait jusqu'à la douleur, mais qui affecte un certain degré de sensibilité, l'attention du médecin doit être éveillée, car bien souvent ces phénomènes ne sont que les avant-coureurs des autres symptômes, que nous avons énumérés plus haut; et toute son attention doit être portée de ce côté-là, et d'essayer à tout prix de combattre les phénomènes phlegmasiques de nature sympathique, car il ne faut pas croire, comme le fait observer M. Galezowski, que ce sont là purement des phénomènes d'irritation, mais plutôt le véritable début d'une irido-cyclite sympathique. En effet, si nous inter-

(1) M. Schiess-Gemusens, dans le « Klinisch Monats-blätter für Augenheilkunde » (année 1870, p. 214), parle d'une sorte d'irido-cyclite, avec variations considérables du pouvoir visuel. Ces fluctuations se seraient produites dans la même journée, et elles seraient expliquées, d'après cet auteur, par les fluctuations intra-bulbaires elles-mêmes (Calderon).

(2) De Graefe. Clinique ophthalmologique, traduction de M. Meyer (p. 300 et suivantes).

rogeons le patient, celui-ci nous dira qu'il a commencé déjà à avoir des mouches volantes, et *quelque chose* qui tourne dans son œil, et ce quelque chose n'est autre que les flocons qui commencent à apparaître dans le corps vitré. De plus, son acuité visuelle sera très-diminuée, aussi bien pour la perception lumineuse quantitative, que pour la qualitative, c'est-à-dire que le malade ne verra pas à une certaine distance, comme il voyait à l'état physiologique, ou bien il ne pourra pas bien distinguer les objets ; parfois il ne verra que leurs contours, ou peut-être ne les devinera-t-il que par leur forme, et cela seulement pour les gros objets. Si maintenant nous passons à un examen plus délicat, et que nous voulions préciser, le maximum de l'acuité visuelle, dans les cas où le malade paraît pouvoir se conduire encore, nous constaterons que les plus gros caractères de l'échelle typographique de Jæger ou de Galezowski ne peuvent pas être distingués par lui. Un brouillard peuplé de pléiades de petits points servira de puissant obstacle à l'accomplissement de cette fonction; et le malade pourra arriver jusqu'à distinguer la forme d'un homme ou d'un gros objet quelconque, placé à deux pas de distance de lui, mais il ne pourra pas affirmer ce que c'est que cet objet; parfois même, il ne verra qu'une ombre confuse, dont les contours seulement, comme nous l'avons dit plus haut, rappellent à son souvenir la forme de l'objet qu'on lui présente.

Que s'est-il passé dans cet œil jusqu'alors sain et si subitement altéré, car le propre de ces irido-cyclites, c'est d'avoir une marche aussi rapide que son début est brusque? Il faut croire que l'irritation de l'œil malade s'est transportée par l'intermédiaire des nerfs ciliaires, comme on l'a dit, par action reflexe (1) à l'œil sain; et de Graefe et Bowman ont fait remarquer, à l'appui de cette assertion,

(1) Ch. Rouget, Brown-Séquard, Critchet, etc.

que *la sensibilité aux attouchements de la région ciliaire se trouve disposée symétriquement dans les deux yeux.*

Ces phénomènes présentent donc de la gravité, et doivent être considérés comme les prodromes de la maladie, qui ne tarde pas à se bien préciser par des symptômes très-nets et très-accusés. En effet, bientôt l'iris offre les signes d'une inflammation très-accentuée ; et il ne faut pas perdre de vue ce fait, que c'est par le diaphragme de l'œil que la maladie débute, ou plutôt que les phénomènes sympathiques se présentent les premiers. C'est d'abord l'injection périkératique qui ouvre la marche ; l'iris prend une teinte sale, et la pupille n'obéit pas complètement à l'action des mydriatiques. Mais ce qui est bien plus remarquable encore, et bien plus significatif pour le diagnostic, c'est que le corps ciliaire devient le siége d'une douleur atroce : cette douleur est pongitive, et les malades croient avoir des pointes de lancettes dans les yeux, au niveau de la région ciliaire, et bientôt ces douleurs s'irradient à toute la région périorbitaire, en suivant la direction des branches du trijumeau. De Graefe attachait une grande importance à *cette sensibilité locale de la région du corps ciliaire*, et il avouait que la durée de ce symptôme était une des raisons qui l'engageaient à pratiquer une opération. « Ce symptôme, disait-il, lorsqu'il ne revient que par moments, a peu d'importance ; on le trouve fréquemment dans les hyperémies des membranes internes de l'œil, qui accompagnent la kératite, l'iritis, etc. Mais, lorsque ce symptôme est permanent et qu'il existe en même temps une diminution de tension, on doit le considérer comme signe d'une cyclite plastique, et penser au danger que court l'autre œil. Naturellement, il peut se faire que ce symptôme, dans les cas de désorganisation du globe oculaire, ne survienne qu'après de longues années, surtout en présence de corps étrangers, de dépôts calcaires qui, en entretenant dans l'organe une disposition à la cyclite plastique et à la choroïdite, deviennent une cause fréquente de l'ophthalmie sympathique. » (1).

2° *Période confirmée.* Bientôt la maladie entre dans sa période franche, dans laquelle les malades accusent du larmoiement, de la photophobie, souvent de la photopsie, mais qui bientôt se calment par l'effet des flocons nuageux et épais ou pulvérulents qui obstruent le corps vitré et qui atténuent en quelque sorte l'intensité des rayons lumineux. Si nous touchons le globe de l'œil et que nous cherchions à nous assurer de sa consistance, comme cela se fait d'habitude (c'est-à-dire en faisant fermer les yeux doucement au malade et en appuyant légèrement avec la pulpe des deux pouces sur les yeux, et en faisant rouler la paupière circulairement sur le globe de l'œil), on constate d'abord un peu de dureté, une exagération dans la tension et dans la pression intra-oculaire, produite par l'hypersécrétion de l'humeur aqueuse. Mais cette augmentation du volume du globe et cette dureté sont plus apparéntes que réelles et elles ne sont que d'une courte durée, car bientôt ce liquide morbide hypersécrété et dont le mécanisme de production a été décrit dans l'irido-choroïdite plastique tend à se résorber ; et en se résorbant la face postérieure de l'iris, le corps ciliaire et la capsule sont comme agglutinés par les exsudats plastiques qui sont restés après la résorption du liquide morbide. Alors le corps ciliaire, ne fonctionnant pas bien, il prive de sa nutrition toutes les parties qui en dépendent, d'où le trouble de l'humeur aqueuse et les opacités cristalliniennes. Le corps vitré lui-même est rempli d'exsudats et la maladie entre dans la troisième période.

(1) De Graefe Loc. cit.

3° *Période d'atrophie.* Si à ce moment on examine l'œil, on trouvera les signes physiques suivants : injection périkératique très-vive, signe qui ne fait jamais défaut dans toute phlegmasie irienne ; parfois un chémosis séreux autour de la cornée ; d'autres fois il n'y aura qu'une légère infiltration sous-conjonctivale : la cornée est trouble et dans quelques cas elle présente dans la membrane de Descemet une série de petits points (kératite ponctuée), car il faut se rappeler que si les parties antérieures de la cornée, jusqu'à la membrane de Bowman, tirent leur nutrition de la conjonctive, ses parties profondes sont sous la dépendance du cercle ciliaire, et dès que celui-ci sera complètement malade, les parties postérieures de la cornée se verront privées de nutrition. Si cette membrane n'est pas complètement opaque et que l'on puisse se faire une idée de la chambre antérieure, on trouvera que celle-ci, d'agrandie qu'elle était au commencement et affectant la même disposition, exactement, que nous avons décrite dans l'irido-choroïdite plastique, à cause des nombreuses synéchies postérieures qui, retenant l'iris par son bord pupillaire, lui donnent une apparence tout à fait bombée, se trouve maintenant considérablement diminuée ; sa capacité est bien moins grande et l'humeur aqueuse qu'elle contient est louche, et au microscope on trouve des leucocytes en grande quantité et de l'épithélium cornéal. Que s'est-il donc passé là ? Tout a été le résultat de la résorption de l'humeur aqueuse hypersécrétée qui s'est résorbée et qui a fait que l'iris malade se soit rétracté ; mais il sera aminci et atrophié lui-même par la distension outre mesure dont il a été l'objet. Une synéchie postérieure totale aura de beaucoup rétréci le champ visuel, et souvent même non-seulement des fausses membranes occuperont le champ pupillaire, mais il se formera une véritable néo-membrane, comme dans la malade de l'observation Thernard. J'ai encore vu un très-beau cas de ce genre à la clinique du Dr Fano chez une femme où il n'y avait plus de chambre antérieure et chez laquelle l'on voyait derrière la cornée une immense quantité de fausses membranes occupant toute la face antérieure de l'iris et du champ pupillaire et sur lesquelles on voyait par l'éclairage oblique des petits tractus rouges très-fins, en tout semblables aux plus fins vaisseaux de la conjonctive. La cornée ne présentait pas chez cette femme la moindre trace de vascularisation. Dans quelques cas l'on observe l'apparition d'un hypopion.

Dans cet état des choses l'on comprend que la vision sera supprimée par la triple barrière qu'opposent à la lumière : 1° l'opacité de la cornée et le trouble de la cornée et de l'humeur aqueuse ; 2° l'obstruction du champ pupillaire par des fausses membranes et les synéchies postérieures ; 3° les nombreux flocons qui remplissent la cavité du corps vitré et même l'infiltration du pus dans la rétine ou son décollement. L'examen physique ne permet pas d'aller au delà pour ce qui concerne l'inspection.

Il en est autrement du toucher : celui-ci permet de constater le ramollissement du globe lorsque la sensibilité ne s'y oppose pas, car, nous le répétons, la plupart du temps ces malades résistent à tout attouchement, et il suffit de les approcher pour qu'immédiatement ils fassent un mouvement brusque en arrière avec la tête, le cuir chevelu luimême devenant extrêmement sensible. Ces douleurs sont en effet excessivement vives. Les nerfs ciliaires en sont principalement le siége ; elles occupent aussi le pourtour de l'orbite et elles sont très-vives dans certains endroits, surtout au niveau du point d'émergence du nerf sous-orbitaire, à un point tel qu'on est quelquefois tenté de sectionner ce nerf, tel que M. Richet l'a conseillé dans les contractures spamodiques de l'œil, pour calmer la douleur, ce qui, du reste, a été pratiqué par quelques chirurgiens. Ces douleurs qui, dans la période d'augment du liquide, paraissent dues à la compression des nerfs ciliaires (quoique de Graefe pense que la douleur est moindre à cette période), elles sont probablement produites à la période de retrait et d'atrophie, non-seulement par la compression, mais par les tiraillements de ces mêmes nerfs ciliaires, par le retrait des masses néoplasiques et l'espèce d'amas qui se forme dans la partie située en avant de l'équateur de l'œil. Les malades ont des souffrances atroces, qui s'accélèrent la nuit et qui leur ôtent et le sommeil et l'appétit. Par suite ils maigrissent et perdent chaque jour de leurs forces ; et tout cela vient ajouter à la calamité d'être aveugles. C'est alors qu'ils se résignent et demandent eux-mêmes à être débarrassés de l'œil qui est cause de ces désordres, c'est-à-dire de l'œil primitivement malade et qui a provoqué la sympathie, mais il n'est déjà que trop tard.

L'irido-cyclite n'arrive pas toujours là, et quelquefois elle est arrêtée dans sa marche lorsqu'on y remédie de bonne heure. Je sais bien que de Graefe a écrit que ce qu'il y avait de mieux à faire dans un œil atteint d'irido-cyclite, c'était de ne pas y toucher ; mais cet éminent ophthalmologiste parle ainsi pour les yeux qui sont déjà beaucoup trop enflammés et en aucune façon pour ceux dont la phlegmasie commence. D'ailleurs, dans tous les cas, il nous semble rationnel de porter secours au malade — je ne dis pas opérer — et de le faire de bonne heure. Les observations ne font pas défaut à l'appui de ces guérisons ; mais que l'on sache bien que nous parlons seulement du début, car ce n'est malheureusement que trop tard que, soit par négligence du chirurgien, soit par les refus du malade, qu'on se décide à intervenir. Que devra-t-on faire dans ce cas-là ? Nous en dirons un mot à propos du traitement.

Dans quelques cas d'irido-cyclite métastatique, on a eu

d'excellents résultats de guérison par l'emploi d'une thérapeutique sage et bien dirigée, et nous empruntons encore à M. Galezowski un cas de ce genre.

Obs. V.

Il s'agit d'une jeune femme de l'Amérique du Sud que cet oculiste soignait en ville, avec le Dr Chéron, et qui eut une iridocyclite double par suspension brusque du flux menstruel et que d'autres spécialistes avaient considérée comme étant de nature spécifique. Les douleurs étaient atroces dans les deux yeux, suivant la loi de Bowman et de Graefe, dans un point symétrique des deux corps ciliaires, avec irradiations périorbitaires; la chambre antérieure était diminuée, l'humeur aqueuse trouble, l'iris injecté et le corps vitré rempli de flocons. Pendant longtemps elle fut traitée par l'iodure de potassium, le proto-iodure de mercure, etc. Tout cela ne fit rien et il suffit d'un mois de traitement sous la direction de M. Galezowski, qui consista dans le rappel des règles, pour que la maladie fût notablement améliorée.

Nous avons recueilli cette observation de vive voix dans une leçon que ce professeur nous fit à sa clinique le 28 octobre dernier: il nous disait encore qu'il avait déjà observé plusieurs cas de ce genre chez les jeunes femmes, à la suite d'une impression morale quelconque ou par suite de quelque imprudence, exposition au froid ou autre des causes qui peuvent transformer ou supprimer l'apparition des époques menstruelles, et que le traitement qui avait le mieux réussi entre ses mains était celui qui consiste à faire revenir les règles au moyen de sangsues à la cuisse, de sinapismes, de vésicatoires volants, etc. Comme collyre il fait instiller dans l'œil ou les yeux malades, car le plus souvent l'irido-cyclite métastatique est double, quelques gouttes du collyre d'iodure de potassium (1 gramme pour 10 d'eau distillée). Il nous faisait encore observer que souvent il reste, à la suite de ces irido-cyclites, des opacités des couches antéro-corticales ; et en effet à cette époque nous avons vu à la Clinique une malade qui se trouvait dans ce cas.

La marche de l'irido-cyclite n'est pas toujours la même: tantôt la maladie se présente brusquement et suit de près les accidents, ce qui est le cas le plus fréquent; d'autres fois elle reste longtemps à l'état latent avant de se manifester par des symptômes tranchés à l'extérieur. Mais le plus souvent elle surprend les malades.

La durée dépend de la résistance plus ou moins grande des membranes et milieux de l'œil à se laisser envahir par les altérations. Dans quelques cas il suffit de quelques jours pour conduire l'œil à l'atrophie; d'autres fois il se passe des années avant que cet accident n'arrive. La terminaison la plus fréquente lorsque le mal a parcouru tous ses degrés, sans avoir été arrêté dans sa marche, est l'atrophie, dans d'autres cas le phlegmon de l'œil.

Voici maintenant quelques observations que nous avons recueillies à la Clinique.

Obs. VI.

Madame P..., âgé de 60 ans, demeurant quai des Célestins, 14, se présente à la Clinique avec une *irido-cyclite gauche* très-manifeste, et voici ce que nous constatons. — *Conjonctive* extrêmement rouge et gonflée; larmoiement, chémosis. — *Cornée* un peu terne; chambre antérieure considérablement diminuée; humeur aqueuse trouble. — *Iris* terne, très-saillant en avant; champ pupillaire très-rétréci et rempli d'exsudations. — Douleurs très-aiguës à la tempe et dans le globe de l'œil, jusqu'à produire l'insomnie complète. — Au *toucher*, on réveille une douleur excessive dans la région ciliaire et l'on constate que la tension de l'œil est considérablement diminuée, car cet œil est deux fois moins consistant que celui du côté opposé. — La *vue* est offusquée par un brouillard très-dense à travers lequel elle peut, cependant, apercevoir la flamme d'une lampe placée à 50 centimètres devant elle et la suivre dans ses mouvements. — Cette malade n'est plus réglée depuis sept ans et ce n'est que peu de temps après la disparition de ses règles que les phénomènes oculaires ont commencé par le trouble de la vue, accompagné de vision de points noirs et de douleurs légères. — Impossible d'éclairer le fond de l'œil. L'exquise sensibilité de cet organe nous empêche l'exploration des phosphènes, cependant nous les croyons conservés puisque la malade suit la flamme de la lampe dans toutes ses directions : donc, pas de décollement rétinien.

Dans l'*œil droit* nous constatons les signes d'une atrophie choroïdienne.

Cette malade a suivi un long traitement pendant près de deux mois que nous l'avons vue à la Clinique; mais, comme beaucoup d'autres malades qui fréquentent toutes les cliniques, elle n'est plus revenue depuis le 16 novembre. Ce traitement a consisté dans des sangsues à la tempe gauche; instillation de 4 gouttes d'atropine par jour au 2 centièmes pour 10 grammes d'eau; des compresses chaudes de belladone et de jusquiame et des pilules, une chaque soir, d'un centigramme de calomel pour 10 d'extrait de quinquina.

Le 7 novembre, elle allait beaucoup mieux.

Le 16 du même mois les douleurs étaient calmées, l'iris reprenait un peu sa coloration normale et le malade dormait mieux. C'est alors qu'on lui conseilla pour calmer le peu de douleurs qui lui restaient de se frictionner la tempe tous les soirs avec l'onguent napolitain belladoné (10 gr. pour 3 gr.) et on lui proposa de se disposer à l'iridectomie.

Remarque. — Le fait de l'existence d'une irido-cyclite chez cette malade est incontestable; mais ce qu'elle présente de remarquable, c'est qu'elle a commencé à éprouver les premiers symptômes de la maladie au moment de la ménopause. Il est vrai qu'elle présente dans l'autre œil les signes d'une choroïdite atrophique; mais peut-on accuser ici la sympathie? Nous ne le pensons pas. D'un autre côté il n'y avait pas chez cette femme d'antécédents syphilitiques ni rhumatismaux et elle n'avait jamais reçu de coups sur l'œil.

Obs. VII.

Mme P... E..., 54 ans, habite rue Sainte-Eugénie (Montrouge), n° 9. — Cette malade a reçu pendant la Commune un coup sur la tête; peu de temps après, elle commença à souffrir d'une irido-cyclite qui amena l'atrophie de l'*œil gauche*. — L'*œil droit* avait commencé à se troubler presque en même temps, mais c'est depuis que l'autre était complètement perdu, qu'il est devenu rouge, larmoyant et très-douloureux. Aujourd'hui, il est extrêmement sensible à la pression et sa consistance est de beaucoup diminuée. Les *phosphènes* externe et inférieur sont moins manifestes que le frontal et le nasal. L'iris est un peu bombé et décoloré; la pupille très-resserrée et nuageuse. Chambre antérieure diminuée. Synéchies. Impossibilité d'éclairer le fond de l'œil. Voit assez pour se conduire le jour mais non pas le soir; aussi elle ne sort que pendant la journée.

Ici le cas n'est pas douteux et il s'agit bien d'une irido-cyclite sympathique.

Traitement. — Antiphlogistiques pour préparer l'œil à subir l'iridectomie, avec le double but de diminuer la tension de l'œil et d'ouvrir une nouvelle voie aux rayons lumineux. — La malade est en voie d'amélioration.

Obs. VIII.

Madame David, 71 ans, pensionnaire à la Maison de la Rochefoucauld, vient souvent à la Clinique pour se faire soigner d'une *irido-cyclite double, plus avancée à droite.* — Cette malade avait été opérée le 9 avril dernier pour une cataracte de l'œil droit à l'hôpital Lariboisière. Elle demeura quatre semaines à l'hôpital, et en sortant, nous dit-elle, elle commençait à voir, quoique pas trop clair; mais elle avait commencé à avoir déjà des maux de tête et des douleurs dans le globe de l'œil, pour lequel on lui avait fait suivre un traitement antiphlogistique. — Les choses allèrent ainsi jusqu'au 23 juin, qu'elle retourna voir le chirurgien qui l'avait opéré à Lariboisière, ne pouvant plus supporter les souffrances atroces dont son œil droit devint le siége. Là, elle fut de nouveau traitée pendant quelque temps et, le 28 septembre dernier, elle se présenta à la clinique du Dr Galezowski, et nous constatons les symptômes suivants:

Œil droit. — Injection considérable de la conjonctive et cercle périkératique rosé; larmoiement, iris décoloré, moins uni qu'à l'état normal et tiré en arrière. — Chambre antérieure *agrandie.* — L'humeur aqueuse *limpide.* — Pupille presque obstruée par des exsudats. — Impossibilité pour l'éclairage du fond de l'œil. — Diminution dans la tension de l'œil. — Douleurs atroces s'irradiant dans tout le trajet des branches de la cinquième paire. — La *vision* n'est pas tout à fait abolie, car si elle ne peut pas lire avec le 2 1/2 convexe, elle peut au moins compter les doigts qu'on lui présente.

Œil gauche. — La vue est moins faible que dans l'œil droit, mais la malade accuse des mouches volantes, *des points,* nous dit-elle, *qui voltigent dans son œil.* Parfois elle éprouve des petits élancements, comme des picotements. — Consistance à peu près normale. — Chambre antérieure, humeur aqueuse et iris normaux. — Pas d'adhérences. — L'éclairage du fond de l'œil ne fait constater rien d'anormal.

L'état général n'est pas bon. La malade se nourrit mal et maigrit beaucoup depuis quelque temps. Interrogée sur les maladies qu'elle a faites, elle nous raconte n'avoir eu que des douleurs névralgiques, quelques migraines ; mais jamais de rhumatismes. Pas de syphilis ni de lymphatisme.

Le traitement qu'elle a suivi à la clinique consiste en sangsues à la tempe droite, des instillations d'atropine auxquelles la prunelle reste rebelle, et des compresses de belladone et de jusquiame. Enfin, des frictions de chlorhydrate de morphine à la tempe et au pourtour de l'orbite.

Le 30 octobre, elle revient nous voir moins souffrante de ses douleurs dans l'œil et dans la tête et nous dit dormir mieux.

L'ayant à nouveau examinée à la lampe, nous constatons dans l'œil gauche la pupille normale, mais présentant déjà de très-légers exsudats qui commencent à se former dans le champ pupillaire. — L'amélioration n'est donc qu'illusoire. — L'extrême sensibilité de l'œil droit, *au toucher*, nous empêche de rechercher les phosphènes qui sont conservés à gauche.

Cette observation nous apprend que l'œil droit a été pris d'irido-cyclite, par suite d'une opération de cataracte, et que l'œil gauche devient le siége d'une irido-cyclite sympathique.

Notre pronostic est que l'œil droit continuera sa marche jusqu'à l'atrophie. Son énucléation est nécessaire. Peut-être pourrait-on essayer avec quelques chances de succès la section des nerfs ciliaires, telle que le conseillent Graefe, Meyer et Secondi (de Gênes). Quant à l'iridectomie, elle n'offre pas d'avantages dans cet œil, qui est déjà en voie d'atrophie progressive. — Elle serait de plus grande utilité à gauche, pour diminuer la tension et les adhérences ; mais cela, nous croyons, ne doit être tenté qu'après la poussée inflammatoire aiguë. L'iridectomie, ici, pourrait peut-être arrêter le mal dans sa course.

Obs. IX (de M. Gosselin) (1).

Il s'agit d'un individu, corroyeur de son état, qui fut pris en travaillant et sans antécédents alcooliques, d'une perte subite de la vue.

Blessé de l'œil gauche à la bataille de Bazeilles par un coup de baïonnette, cet œil s'est vidé en partie, s'est enflammé et on avait été forcé d'amputer son segment antérieur. Quinze jours après, le malade était guéri et on appliqua sur le moignon un œil de verre, comme le fait remarquer M. Gosselin, un peu trop tôt.

Lorsque le malade rentra à l'hôpital de la Charité, le moignon de l'œil

(1) Tirée du Journal d'ophthalmologie des Drs Galezowski et Piéchaud, 1872, t. I, et publiée par MM. Berger et Loerf, sous le titre de « choroïdite sympathique, atrophique et exsudative. »

gauche était douloureux et il accusait souffrir « *surtout au moment où l'œil droit est tombé malade,* » ce qui conduisit M. Gosselin à considérer la maladie de l'œil droit *dans la catégorie des affections sympathiques.*

« La pupille étant dilatée par l'atropine, on put constater qu'en un point, l'iris était entraîné en arrière, phénomène dû à une synéchie postérieure. Bientôt l'ophthalmoscope nous révéla des lésions plus graves et multiples. D'abord coloration rouge intense du fond de l'œil, qui n'était pas celle de l'ecchymose, mais une exagération considérable de la teinte normale. » — « Puis, en faisant exécuter à l'œil des mouvements, disait M. Gosselin, vous avez pu voir, vers le centre, des taches d'un rouge foncé, dues à de véritables ecchymoses, taches formées par du sang extravasé. » Il y avait, çà et là, des taches pigmentaires répandues surtout sur les parties antérieures du champ rétinien, et au centre de ce dernier, une strie transversale très-blanche. » Ces taches seraient dues, pour M. Gosselin, à un exsudat. « Il y aura eu, disait-il, une congestion de la retine et de la choroïde (deux membranes dont les hypcrémies s'isolent difficilement), puis, qu'il y ait eu ou non formation d'*anévrysmes miliaires*, des hémorrhagies partielles se sont produites par la rupture de quelques-uns de leurs vaisseaux : de là des troubles considérables apportés dans la nutrition de la choroïde, dont les couches superficielles ont pu se détruire ; de là, des exsudats et un dépôt de pigment dus à la perversion du travail de nutrition. »

M. Gosselin conclut à une « choroïdo-rétinite, avec taches pigmentaires, ecchymoses et exsudats. Mais notre cher maître oublie, en faisant son diagnostic, l'état de l'iris où il avait trouvé des adhérences. — Nous pensons que, d'après l'histoire du malade, si bien faite dans cette leçon, il s'agissait d'une irido-cyclite ou d'une irido-choroïdite sympathique.

Voici quelles étaient les autres lésions trouvées par l'illustre chirurgien de la Charité. La pupille n'était visible que dans sa moitié inférieure et interne, pâle, atrophiée, privée de vaisseaux et affectant la forme d'un simple croissant. Quelques vaisseaux minces et presque capillaires en partent encore néanmoins, et de là vont gagner la partie supérieure du champ rétinien, en disparaissant sous la tache exsudative, pour se montrer parfois de l'autre côté. — Pour M. Gosselin, il existait une congestion du fond de l'œil qui a préparé la rupture des vaisseaux, et son pronostic fut que les exsudats se résorberaient, mais qu'il resterait une atrophie de l'œil. — Il conseilla les antiphlogistiques comme traitement, peut-être l'extirpation du moignon — et défendit le placement de l'œil prothétique, qui, d'ailleurs, devrait être remplacé par un autre meilleur, tant que l'inflammation persisterait.

Voici encore une observation que nous avons recueillie récemment à la Clinique et qui montre avec quelle soudaineté un corps étranger de l'œil peut donner lieu à une irido-cyclite, surtout lorsque l'iris ou le corps ciliaire ont été atteints.

Obs. X.

M. Bellemère, quarante-six ans, de profession chaudronnier, demeurant avenue de Paris, 165, a été atteint, le 22 janvier dernier (1875), par un petit grain d'acier au bord libre de la paupière inférieure droite, puis le métal a perforé la cornée et s'est implanté dans le champ pupillaire; mais il s'est probablement caché dans la partie interne de la rétine, à en juger par le fait de l'interruption subite de la vision.

L'iris est soulevé et comme contusionné vers le côté externe de son bord pupillaire par où le corps étranger a dû passer.

Ce malade s'est présenté à la clinique le 28 janvier, et il nous raconte que, s'étant aperçu, immédiatement après l'accident, qu'il ne voyait plus de l'œil droit, il a fermé le gauche et s'est convaincu que sa vue avait été complètement supprimée du côté droit.

Voici dans quel état il se présenta à nous. Il présentait une injection périkératique des plus intenses et une déformation très-accusée de la pupille en bas et en dehors, qui lui donne une forme ovalaire oblique de haut en bas et de dedans en dehors, et dont la petite extrémité se trouve en bas et en dehors.

A l'éclairage oblique, nous constatons que l'iris affecte une coloration grisâtre, et, en outre, on observe la direction qu'a dû suivre le corps étranger de dedans en dehors et de bas en haut. A côté de cela, on remarque un reflet verdâtre, et, dans le fond de l'œil et vers le côté droit, une petite tache blanchâtre qui tranche sur la coloration verdâtre du fond de l'œil, ce qui prouve que ce n'est pas seulement dans le glaucome qu'on peut observer ce fond verdâtre.

La perte subite de la vue après l'accident peut être expliquée par l'implantation du corps étranger dans la rétine. Après avoir caché l'œil gauche, nous avons passé une main devant l'œil malade et il voit l'ombre de cette main; mais il ne peut pas dire ce que c'est. Mais si nous plaçons la main à droite il ne la voit pas, ce qui peut faire confirmer le soupçon que le corps étranger est implanté dans le côté interne de la rétine et que l'absence de vision périphérique du côté externe de l'œil droit n'est que le résultat d'une blessure du côté interne de la rétine.

Maintenant on trouve tout autour de l'endroit par où a dû pénétrer le corps étranger, et où l'on voit une petite cicatrice, une exsudation commençante, mais assez notable et diffuse.

L'œil est extrêmement sensible et rien ne manque aux signes d'une irridocyclite, la douleur du cercle ciliaire existant aussi bien que la périorbitaire. Seulement nous ne pouvons pas apprécier assez bien la consistance de l'œil (qui paraît toutefois plus mou que celui du côté sain) à cause de la souffrance pénible que cette exploration cause au malade. Mais le larmoiement et la photophobie sont intenses.

Lorsqu'il est venu à la clinique, M. Galezowski avait l'espoir de pouvoir apaiser les phénomènes inflammatoires, ne pouvant pas extraire le corps étranger, et il conseilla l'atropine (10 cent. pour 10 gr.), 4 gouttes par jour; 6 sangsues à la tempe droite et des compresses imbibées dans une solution chaude d'extrait de belladone et d'extrait de jusquiame.

Nous le voyons de nouveau aujourd'hui, 1er février, et M. Galezowski n'ayant plus d'espoir dans le traitement antiphlogistique, et pensant que l'iridectomie ne peut pas réussir attendu que l'iris est très-enflammé, et que ce serait provoquer un phlegmon de l'œil et exposer le malade aux conséquences d'une ophthalmie sympathique qui jusqu'à présent fait défaut; d'un autre côté, que la paracentèse ne serait ici qu'un moyen palliatif pour donner un peu d'issue à l'humeur aqueuse et diminuer la tension du globe; en conséquence, il est d'avis que l'énucléation doit être faite dans un très-prochain délai comme le seul moyen d'éviter des accidents sérieux du côté opposé, car il n'y a pas de doute que le corps étranger est resté dans l'œil. Après tout, cet organe est perdu, et, quoique ce radicalisme nous effraye, nous sommes convaincu que l'énucléation est nécessaire. En attendant la décision du malade, on lui a conseillé des frictions morphinées au pourtour de l'orbite et de continuer les compresses indiquées.

Obs. XI.

Un jeune homme fort et bien portant, Armand Morlet, âgé de 16 ans, de profession garçon boucher, et demeurant à Courbevoie, rue des Garennes, 36, souffrait de l'œil gauche depuis le mois d'avril de 1873. Quinze jours ou un mois auparavant, il avait eu des douleurs rhumatismales des deux jambes. C'est tout à coup, dit-il, qu'il s'est réveillé dans la nuit assailli par de vives douleurs dans l'œil gauche. Le lendemain il s'aperçut qu'il y avait beaucoup de rougeur et du larmoiement. Cependant il ne consulta aucun médecin et ce n'est que dix jours après qu'il vint à la clinique du Dr S..., lequel, d'après l'ensemble des symptômes du malade, diagnostiqua une irido-cyclite. Pendant quelque temps, il suivit un traitement médical jusqu'au 20 juin, que, vu l'intensité des phénomènes, surtout les douleurs atroces, M. Galezowski lui fit la paracentèse. Mais cette opération n'ayant pas réussi à calmer les douleurs complètement, le 15 décembre il revint à la Clinique pour subir une nouvelle opération. On lui pratiqua l'iridectomie en bas et en dedans. Malgré cette opération, il n'a pas recouvré la vision nette, mais les douleurs de l'œil s'arrêtèrent complètement, et aujourd'hui il vaque parfaitement à ses occupations, preuve que l'étranglement des nerfs iridiens avait disparu.

Interrogé sur ses antécédents, il nous a dit n'avoir jamais reçu de coups ni la moindre blessure à l'œil, ce qu'un examen minutieux de cet organe nous a permis de confirmer. Ainsi tout ce que nous trouvons comme étiologie c'est le froid, car déjà, quelques jours auparavant, il s'y était exposé et avait eu de fortes douleurs rhumatismales.

Voici quel est son état actuel. L'œil droit ne présente rien de particulier; seulement le patient nous dit voir mieux de cet œil qu'avant l'opération.

Quant à l'œil gauche, il ne présente pas de rougeur, la cornée est transparente, et l'humeur aqueuse n'est pas trouble. Seulement on voit des exsudations sur les bords de la nouvelle pupille; la chambre antérieure est diminuée, et l'iris, assez avancé sur la cornée, conserve sa coloration normale. Il ne présente pas de douleurs spontanées; mais on peut réveiller une légère sensibilité à la pression, surtout lorsqu'on veut s'assurer de la consistance. Par le toucher comparatif des deux yeux, on trouve à peu près la même tension des deux côtés, tandis qu'avant l'opération l'œil gauche était beaucoup plus mou que le droit.

Pas de phosphène, si ce n'est du côté interne.

En lui faisant fermer l'œil non malade, et en promenant une bougie à 2 mètres de distance, il en suit parfaitement la flamme, ce qui prouve que si la vision centrale est bien perdue (puisqu'il ne peut pas même lire les plus gros caractères avec le 2 1|2 convexe), au moins la vision périphérique est conservée.

Ce qui ressort surtout de cette observation c'est que : 1° Le froid (rhumatisme) a été la cause principale de sa maladie.

2° Avant l'iridectomie, il ne voyait pas du tout, tandis qu'aujourd'hui il voit un peu l'ombre des objets. Il dit les voir de couleur bleue.

3° Avant la paracentèse, il souffrait de douleurs atroces de l'œil gauche et de la région circumorbitaire correspondante, qui se sont calmées un peu par cette opération-là, mais qui n'ont complètement disparu qu'après la pupille artificielle. L'œil, il est vrai, reste un peu sensible au toucher et surtout à la pression, mais les douleurs spontanées irradiées dans le trajet des branches de la cinquième paire se sont tout à fait calmées.

Ce malade ne verra donc pas plus de cet œil qu'il ne voit aujourd'hui, mais il est sûr que la maladie s'est arrêtée, puisque du mois de décembre 1873 jusqu'à ce jour, 1er octobre 1874, il n'en a plus souffert.

L'iridectomie a donc rendu un service au malade, quoiqu'elle n'ait pas pu réparer la vision perdue.

Comme traitement, voici celui que le malade a suivi et qui est assez varié.

Le 11 août 1873, collyre d'atropine au deux centièmes pour 10 grammes et un vésicatoire derrière l'oreille gauche.

Le 27. On lui conseille de prendre chaque soir 2 pilules ainsi formulées :

Sulfate de quinine	0,15
Extrait de quinquina	q. s.

Faire 6 pilules.

2 septembre. Vin de quinquina.

Le 12. Reprendre le collyre d'atropine, que le malade avait négligé, 2 gouttes par jour dans l'espace de douze heures.

Le 23. Le malade se plaint de maux d'estomac, et on lui ordonne une cuillerée à chaque repas de la poudre suivante dans un peu d'eau :

Bicarbonate de soude	15 gr.
Charbon végétal	100
Sucre	100

19 décembre. Des conserves bleues fumées qu'il porte pendant un mois.

15 janvier 1874. Mettre une fois par jour dans son œil un peu de la poudre suivante :

Précipité rouge	0 gr. 10
Acétate de plomb	0 gr. 05
Axonge	5 gr.

2 février. Un bain de Barége par semaine; il en a pris pendant deux mois et demi à peu près quatre bains.

Le 4. Mieux. On le purge avec 25 grammes huile de ricin.

Le 17. Des frictions :

Onguent napolitain	15 grammes.
Extrait de belladone	5 —

Le 21. Prendre chaque jour une des pilules suivantes :

Calomel.	0 gr. 01
Extrait de quinquina	0 gr. 10

Au mois d'avril. Des frictions avec :

Hydrochlorate de morphine	0,50
Glycérine pour dissoudre	q.s.
Axonge	10 grammes.

15 avril. Prendre une fois par jour une cuillerée de la potion suivante :

Iodure de potassium	10 grammes.
Eau distillée	150 —

Des compresses trempées dans une solution d'extrait de belladone et d'extrait de jusquiame.

27 mai. Une cuillerée, matin et soir, de la potion suivante :

Iodure de potassium	15 grammes.
Sirop de gentiane	200 —

Depuis lors, nous l'avons perdu de vue jusqu'au 29 septembre dernier, qu'il vint à la Clinique pour se faire examiner l'œil, heureux de ne plus avoir les souffrances atroces qui le tourmentaient nuit et jour.

7 janvier 1875. Nous avons encore eu l'occasion de voir ce malade, qui nous a dit se porter très-bien et ne plus être tourmenté de ses douleurs. Il est très-satisfait des résultats heureux de son opération et s'occupe parfaitement de son métier, étant venu remercier le professeur qui lui a donné des soins Mais n'y aura-t-il pas de récidive dans un avenir plus ou moins prochain?

Enfin nous devons à l'obligeance du Dr Meyer, les deux observations suivantes que nous nous empressons de reproduire, profitant de l'occasion qui nous est offerte ici, pour le remercier des bons conseils qu'il nous a donnés à sa Clinique. Dans les deux cas cet ophthalmologiste a été assez heureux pour obtenir la guérison.

Obs. XII. — Observation de cyclite.

Mme U., 46 ans, douée d'une constitution vigoureuse et de bonne santé, consulte pour une affection à l'œil droit (6 novembre 1872). Depuis quelques jours, sans cause connue, douleurs très-vives dans l'œil et dans la tempe, avec photophobie. Les douleurs augmentent lorsqu'elle veut travailler. Forte injection périkératique. Cornée transparente. Iris d'aspect normal. Pupille de dilatation moyenne, mobile, mais paresseuse. A l'ophthalmoscope : léger trouble du corps vitré. Le fond de l'œil est voilé. Papille du nerf optique normale. La consistance du globe oculaire pareille à celle de l'autre œil.

V = $\frac{18}{4}$ Champ visuel légèrement rétréci, surtout en haut. L'œil gauche est normal.

Trait. Atropine, cataplasme sur l'œil, 5 sangsues à la tempe droite, avec séjour dans l'obscurité, purgations.

Après quatre jours, nouvel examen : Cercle périkératique livide, léger hypopion, pupille difficilement dilatée par l'atropine. Opacités épaisses dans le corps vitré. Consistance de l'œil amoindrie. Les douleurs ont presque disparu. La malade ne voit plus que les mouvements de la main.

Trait. Frictions mercurielles méthodiques, avec un gramme d'onguent napolitain par jour. Atropine. Cataplasme lorsque les douleurs reparaissent.

La malade reste en observation pendant six mois. Au bout de ce temps, guérison et restitution complète de la vision.

Obs. XIII. — Observation d'irido-cyclite.

La veuve X., 52 ans, se présente à la Clinique dans l'état suivant : Pupilles rétrécies et fermées par des fausses membranes grisâtres. L'iris montre à son bord pupillaire un liséré de couleur de rouille noirâtre. La surface antérieure de l'iris parsemée de points et taches brunâtres. La chambre antérieure étroite, la partie périphérique de l'iris tirée en arrière. Les globes oculaires, de dimensions ordinaires, paraissent moins résistants qu'à l'état normal. La palpation n'est pas douloureuse, mais la malade dit qu'elle l'a été autrefois. La vision est réduite à la perception de la flamme d'une lampe jusqu'à 25 pas de distance. La projection est bonne.

La malade ne connaît aucune cause à sa maladie, qui dure depuis 6 ans. Elle accuse sa mauvaise santé. En effet, à la suite d'une fièvre typhoïde, les yeux se sont enflammés, et la vision s'est affaiblie. L'inflammation a disparu d'abord, mais les accès inflammatoires se sont renouvelés et ont amené à la fin l'état actuel. La malade dit avoir beaucoup souffert de névralgies de la tête. Elle ne ressent plus aucune douleur dans les yeux depuis un an.

Dans l'absence de tout état inflammatoire, la malade est opérée le 3 février 1872, d'une double iridectomie très-large à la partie inférieure de l'iris. L'opération s'accompagne d'une hémorrhagie considérable dans la chambre antérieure. Le sang se résorbe lentement. Après trois semaines, il y a, à droite, pupille artificielle derrière laquelle on voit le cristallin cataracté. A gauche, le colobome s'est presque entièrement fermé. Il ne reste qu'une petite fente à bords grisâtres. La malade est renvoyée dans son pays avec un traitement fortifiant et doit revenir à l'automne.

21 octobre 1872. Extraction de la cataracte à droite. Incision linéaire conduite à travers la périphérie supérieure de la cornée et de l'iris. Excision de l'iris. La cataracte s'échappe, le reste de la cataracte est expulsé par les manœuvres ordinaires, sans perte du corps vitré. Guérison sans réaction inflammatoire.

15 novembre. La pupille est presque complètement fermée. Cependant la malade compte les doigts à deux pieds de distance. Elle retourne chez elle.

13 juin 1873. Iridectomie à droite sans résultat. Après un mois, iridectomie large, qui laisse une pupille de la largeur de 3 millimètres. La malade, munie d'un verre à cataracte 3 1/2, compte les doigts à 3 mètres, se conduit seule, et distingue avec 2 les grands caractères d'impression.

Anatomie pathologique.

On lira dans l'ouvrage de M. Wecker trois observations de de Graefe à ce sujet, qui sont très-intéressantes. Nous donnons également à la suite de ce chapitre d'autres observations parmi lesquelles, une qui nous est personnelle et dont l'examen microscopique a été fait par M. Mathias Duval, professeur agrégé à l'Ecole de Paris, que nous ne saurions trop remercier pour le concours qu'il a bien voulu nous prêter.

De la lecture attentive de ces observations, on conclut que dans les irido-choroïdites on peut trouver des lésions qui varient depuis l'irritation pure et simple jusqu'à l'infiltration purulente des membranes et des milieux de l'œil, et nous allons les résumer.

1° *Sclérotique* et *cornée*. — La sclérotique est peu de fois altérée ; le plus souvent elle n'est que légèrement rosée ; d'autres fois, lorsque la cornée est très-malade, elle peut participer un peu aux altérations de cette dernière membrane comme dans l'observation Germain. Elle peut-être amincie et présenter après une distension forcée, comme dans l'iridochoroïdite séreuse, une coloration grise, ou bleu foncé. Le tissu sous-conjonctival est souvent fortement injecté, et dans quelques cas il y a production d'exsudation séreuse. La cornée est tantôt normale, d'autres fois elle prend part aux altérations des autres membranes. C'est ainsi que dans l'observation I de Graefe elle èst intacte, ne présentant qu'une légère opacité vers son bord interne, opacité qui est due à une incision de l'iris pratiquée dans ce point, tandis que dans l'observation III du même auteur elle présente une coloration grisâtre et elle est un peu rétractée. Dans notre observation, dont l'examen microscopique a été soigneusement fait par M. Mathias Duval, la cornée est très-altérée, surtout dans le corps même de cette membrane; son épithélium antérieur est à peu près intact, mais la cornée elle-même est très-vasculaire: on y remarque de nombreux capillaires gorgés de sang et son tissu est gonflé d'une manière irrégulière, et dans les points les plus dilatés on observe des globules blancs, formant comme des abcès microscopiques; ces petits abcès sont placés au voisinage des vaisseaux de nouvelle formation. Tout le reste de cette cornée était infiltré de globules blancs d'une manière diffuse. Ajoutons que dans quelques cas la cornée elle-même présente l'aspect de la kératite ponctuée et que dans bien des cas on a trouvé la sclérotique épaissie. Enfin Knapp de Heidelberg a trouvé des corpuscules de pus dans la sclérotique dans un cas d'irido-choroïdite puerpérale. Schmidt de Magburg cite deux cas d'irido-choroïdite métastatique dans lesquels il y eut enkystement du pus après une perforation de la sclérotique (Archiv für Ophth. B. XVIII. Ab, I, et Ann. d'Ocul., 1873, t. LXX, p. 170). Rappelons encore l'empreinte que, d'après M. Galezowski, laisseraient les muscles droits sur la sclérotique dans un œil atrophié.

2° La *chambre antérieure* est le plus souvent diminuée dans sa capacité vers ses parties périphériques; mais elle semble agrandie vers sa partie centrale à cause des adhérences du bord pupillaire de l'iris à la capsule. L'*humeur aqueuse* est parfois limpide, d'autres fois elle est légèrement ou tout à fait trouble, et dans quelques cas elle disparaît et elle est remplacée par des masses exsudatives, des membranes de nouvelle formation interposées entre la lentille, le champ pupillaire, la cornée (la chambre antérieure ayant presque disparu) et la face antérieure de l'iris. Enfin le pus peut se déposer à la partie inférieure de la chambre pour constituer l'hypopion.

3° *Iris.* — Il peut présenter tous les dégrés d'altération possible, depuis le simple phénomène de congestion jusqu'à la purulence complète. Cette membrane dont le plan est le plus souvent porté en avant, présente ordinairement un aspect tomenteux; très-souvent elle est atrophiée et son tissu se déchire facilement. Schweigger a trouvé dans l'œil de l'obs. I de Graefe que nous citons plus haut une hypergénèse du tissu cellulaire qui accompagne les vaisseaux; le champ pupillaire était occupé par une pellicule ressemblant aux membranes vitreuses, adhérant sur quelques points de la capsule cristallinienne. Sa surface extérieure présentait de nombreuses cellules inaltérées de l'uvée et des cellules irrégulièrement arrondies et dépourvues de pigment. Enfin cette membrane s'étendait à la face postérieure de la capsule et adhérait également au corps vitré. Dans l'obs. II. Schweigger constate un coagulum de nature amorphe, placé entre la capsule et la portion ciliaire de l'iris, en tout semblable à un autre coagulum qui était situé dans la chambre antérieure. Ailleurs, dans un autre cas (1) Schweigger et Graefe ont constaté l'infiltration purulente de l'iris. Parfois l'iris est recouvert par une fausse membrane ou par une néo-membrane, car rien n'est plus commun que l'organisation des fausses membranes pupillaires. Dans le cas observé par M. Duval, l'iris, la choroïde et les procès ciliaires paraissaient moins colorés qu'à l'état normal; mais les vaisseaux étaient très-gorgés de sang et l'on voyait par places du sang extravasé et des agglomérats considérables de globules de pus. Dans une observation très-intéressante que nous donnons plus loin, Bolling Pope (de Virginie) décrit un faisceau de vaisseaux qui se portait de l'iris à travers la substance de la cornée vers sa surface mais ne parcourant que la moitié de son épaisseur. Il ajoute que la quantité de corpuscules sanguins était si considérable qu'on aurait pu croire à l'existence d'une hémorrhagie dans l'épaisseur de la cornée, membrane qui d'ailleurs présentait dans son voisinage des cellules contenant du pigment noir. Nous recommandons la lecture de cette instructive observation.

4° *Choroïde et appareil ciliaire.* — C'est ici que se passent les principales altérations. Nous avons dit plus haut que M. Duval avait trouvé dans le cas qu'il avait soumis à l'examen microscopique une décoloration apparente de ces organes; mais qu'il avait également constaté un engorgement des vaisseaux sanguins et par place une extravasation sanguine et des agglomérats de pus. Mais, quoique cet observateur, n'ait trouvé nulle part rien qui ressemble aux anévrysmes miliaires, nous émettons cependant l'hypothèse de la possibilité dans certains cas de l'existence de ces anévrysmes qui ont été

(1) Ann. d'ocul., 1868, t. XLIX, p. 137.

si bien décrits dans la rétine par M. Liouville. Il serait curieux de poursuivre cette étude. — Schweigger et Muller ont trouvé : le premier, des globules de pus en grande quantité, surtout dans le corps ciliaire ; et le second, des masses néoplasiques en forme de réseau et présentant des nodosités verruqueuses. Ce dernier auteur, dans un cas cité plus haut, a trouvé la choroïde un peu amincie vers sa partie postérieure et légèrement plissée à cause de l'amoindrissement des diamètres du globe, mais dans d'autres cas la choroïde est hypertrophiée. Muller trouva dans ce même cas que la chorio-capillaire était intacte mais que la membrane vitreuse était très-épaissie : la couche épithéliale était interrompue à de certains endroits, et autour de la papille, la choroïde adhérait plus intimement que dans le reste de son étendue à la sclérotique. Entre la choroïde et la rétine décollée se trouvait un espace en forme d'entonnoir rempli par un liquide dans lequel Muller trouva des cristaux de cholestérine, des globules sanguins et des petits corps non pigmentés de nature cellulaire. Dans un cas d'irido-cyclite avec plaie du corps ciliaire, Czerny, constata des adhérences entre la choroïde et la rétine au plus fort de l'inflammation. Ces adhérences étaient constituées par un réseau de nouveaux vaisseaux qui faisaient communiquer le système vasculaire choroïdien avec les vaisseaux rétiniens ; ce qui expliquerait l'absence de décollement rétinien dans certains cas. Cet auteur a remarqué, en outre, que les cellules épithéliales des staphylomes de la cornée présentent à merveille les caractères des cellules à piquants de Max. Schultze (1).

Dans un cas, rapporté par Horing, d'énucléation du bulbe par irido-cyclite traumatique, chez un grenadier, qui reçut un éclat de grenade devant Paris le 30 septembre 1870, et chez lequel des phénomènes sympathiques

(1) Annales d'ocul., 1857, t. LVIII, p. 283

commencèrent à se manifester dans le côté opposé, on trouva le fragment de capsule dans le cercle ciliaire entouré de pus, mais on ne trouva rien dans le reste de la choroïde; le corps étranger avait paru s'y enkyster; cependant le cristallin était ratatiné et opaque, et l'iris y adhérait de même qu'à la cornée et il y avait décollement de toute l'étendue de la rétine. On lira plus loin l'observation. Nous admettons aussi la possibilité de la présence d'un de ces cristaux que Nægel de Heidelberg a trouvé dans le fond de l'œil; mais sont-ils une simple coïncidence ou ont-ils quelques rapports avec la phlegmasie de l'appareil irido-choroïdien? Ce sont des questions que nous nous posons sans pouvoir les résoudre. Nægel, il est vrai, ne les a trouvés, que nous sachions, dans aucun cas d'irido-choroïdite; mais il les a rencontrés chez un vieillard de 60 ans, et il a vu tout autour un cercle de vaisseaux. Pourquoi le même phénomène ne se produirait-il pas dans l'appareil ciliaire, où d'ailleurs l'on a trouvé des concrétions calcaires?

Knapp a trouvé, dans le cas que nous citons ailleurs, non-seulement que le muscle ciliaire contenait des cellules et du pus dans sa trame, mais qu'il y avait près des procès ciliaires une perforation sclérale qui rappelle celle dont parle Schmidt de Magdeburg. La *couche radiaire* était devenue le siége d'une prolifération de noyaux et de cellules et les vaisseaux parcouraient en abondance, dit-il, la *couche méridionale*; les uns étaient en voie de formation, d'autres en forme de bourgeons en crosse; et dans d'autres endroits il y avait des canalicules blancs à parois homogènes s'abouchant avec un vaisseau capillaire, tandis que d'autres de ces mêmes canalicules présentaient des stries sur leurs parois et étaient formés par des cellules fusiformes. Le corps ciliaire, ajoute-t-il, était dans un état analogue à celui de la choroïde, l'iris avait son stroma augmenté; et entre la couche pigmentaire et la capsule cristallinienne, il y avait un tissu connectif de nouvelle formation contenant des vaisseaux. Cela a été observé dans un cas d'irido-choroïdite métastatique. Weber pense que deux jours suffisent pour qu'après une embolie il y ait des productions métastatiques, et Knapp admet que dans ces cas les oblitérations peuvent se faire, ou bien par thromboses détachées par petites parties qui ont passé par le poumon pour s'arrêter dans les capillaires de l'œil (puisque le même Weber avait déjà démontré leur passage par les capillaires du poumon); ou bien encore par des thromboses secondaires dans le poumon, qui à leur tour ont donné lieu à de petits fragments qui se sont arrêtés dans l'œil. Knapp admet encore la formation de ces embolies par des fragments de végétations des valvules du cœur, et il ajoute qu'il suffit d'un infarctus hémorrhagique ou métastatique pour qu'il se développe dans toutes les autres parties de la tunique vasculaire et dans les autres tuniques de l'œil, une purulence parenchymateuse.

5° *Cristallin, rétine, corps vitré.* Nous avons cité d'après Czerny, des cas de non-décollement de la rétine et nous avons fait remarquer l'hypothèse que les adhérences vasculaires entre cette dernière et la choroïde empêcheraient la séparation de ces deux membranes. Mais le fait le plus fréquent que l'on observe c'est le décollement rétinien. Les altérations principales dans la rétine sont l'infiltration du pus et la destruction de ses éléments nerveux. M. Duval cependant a trouvé cette membrane normale dans le cas cité; mais les éléments cellulaires du corps vitré étaient plus nombreux et plus visibles qu'à l'état normal, et dans certains points ils étaient réunis en masses, surtout vers les parties périphériques, sans qu'il y eût de vaisseaux de nouvelle formation. Le corps vitré, comme l'a vu Knapp dans l'observation citée, présente souvent des flocons couenneux qui se rapprochent de la lentille, laquelle à son tour se trouble en commençant par les couches corticales et subit une dégénérescence. L'opacité du cristallin peut dépendre encore des dépôts et des adhérences avec l'iris ou avec les fausses membranes pupillaires. Pour en finir avec le corps vitré, nous dirons que parfois il est rempli de nombreux corpuscules, soit de pus, soit de sang, ou de petits caillots microscopiques. Muller a vu le corps vitré ratatiné et réduit à une masse blanche fibrillaire, dense, contenant çà et là du pigment et adhérant à toute la face interne du corps ciliaire et au cristallin. Le corps ciliaire, par le fait de cette rétraction, était attiré vers le diamètre antéro-postérieur de l'iris depuis l'*ora serrata* jusqu'au niveau du bord de la cornée; et la place habituellement occupée par le muscle de Brucke était remplie par les restes de ce muscle et par du tissu cellulaire gélatiniforme infiltré. Dans un cas observé par Ordoñez et M. Galezowski, il y avait un décollement général de la choroïde, et derrière cette membrane il existait un liquide jaunâtre rempli de nombreux globules de sang déformés et de flocons fibrineux. De plus, la choroïde était, dans plusieurs endroits, couverte de taches hémorrhagiques visibles à l'œil nu. Le pigment, dit le dernier de ces auteurs, était en grande partie atrophié, et l'on trouvait par places des amas de pigment amorphe ou de cellules déformées; et quelques-unes des artères ciliaires étaient oblitérées par des processus emboliques, et, par places, on ne trouvait aucune trace de chorio-capillaire. L'altération avait gagné le nerf optique qui était atrophié, et dont les fibres, même dans la rétine, ne se retrouvaient plus. D'après cet auteur, Schiess-Gemusens aurait trouvé des exsudations membraniformes et des globules de pus dans toute l'étendue du corps ciliaire. Rappelons enfin l'oblitération possible des branches de l'artère centrale de la rétine dont nous citons ailleurs deux cas observés par M. Galezowski; souvent la varicosité des veines centrales et dans quelques cas leur oblitération complète.

On lira à la suite d'autres détails anatomiques non moins intéressants, dans l'excellente observation de Bolling Pope, que nous empruntons aux *Annales d'Oculistique* (t. LVI, p. 54, 1866).

Obs. XIV. — Cas de sclérectasie, conséquence d'une *irido-choroïdite syphilitique*, par le Dr Bolling A. Pope, de Virginie.

Il s'agit de l'œil gauche d'une femme de 34 ans, évidemment affectée de syphilis. Cet œil, qui la faisait souffrir depuis longtemps, avait été excise par le professeur Lindhart, pour sauver l'œil du côté opposé. C'est surtout dans la partie du globe située au-devant de son équateur, qu'existent les altérations de forme. Le diamètre antéro-postérieur de l'œil, y compris l'épaisseur de la cornée, mais non celle de la sclérotique, est de 25 1|4 millim. de diamètre, passant par le plan de la face antérieure du muscle ciliaire, d'environ 14 millimètres. Le diamètre équatorial, non compris l'épaisseur de la sclérotique, est de 23 1|4 millim. Du centre de la face antérieure de la cornée à la face antérieure du cristallin, la distance est d'environ 6 millimètres. Le cristallin a une épaisseur de 3 1|2 millim., et son diamètre équatorial est de 8 millimètres. Les procès ciliaires sont tendus, minces et dirigés obliquement en arrière. Les extrémités des procès ciliaires sont distants de 3|4 à 1 1|4 millim. de l'équateur du cristallin. De la pointe des procès ciliaires à la sclérotique, la distance est d'environ 2 millimètres. La distance entre la face antérieure du corps ciliaire et le bord de la cornée, est d'au moins 2 millimètres; c'est dans ce point que la sclérotique était le plus amincie, et il y avait çà et là un petit staphylôme circonscrit. Le muscle ciliaire était tendu et aplati. La chambre antérieure avait complètement disparu; l'iris et la fausse membrane qui remplissait la pupille recouvraient toute la face postérieure de la cornée, et y adhéraient assez étroitement. Le bord postérieur de la section de la cornée était onduleux, ce qui était dû en partie à des irrégularités de la cornée ellemême, en partie à des irrégularités dans la fausse membrane et l'iris Plusieurs vaisseaux volumineux se portaient superficiellement vers le centre de la cornée. La cornée et l'humeur vitrée, examinées à l'œil nu, ne présentaient rien à noter, mais la papille du nerf optique était excavée. La rétine n'avait rien de spécial. La choroïde semblait normale, excepté que dans un espace de 4 millimètres en arrière de l'ora serrata, l'épithélium pigmenté restait solidement attaché, tandis qu'ailleurs il avait totalement disparu, par suite du maniement de la membrane.

Examen microscopique. — La couche épithéliale de la cornée n'offrait pas grand changement. Il existait immédiatement au-dessous d'elle un réseau superficiel de vaisseaux sanguins s'anastomosant, vers la circonférence de la cornée, avec de grosses branches provenant de la sclérotique. La membrane de Bowman ne présentait pas une couche continue : on ne l'apercevait que çà et là, s'enfonçant à angle droit dans le tissu de la cornée, où elle disparaissait comme s'il s'était formé de nouvelles couches entre elle et la couche épithéliale. La substance de la cornée avait conservé sa forme lamellée et restait assez transparente. En plusieurs points, spécialement vers le bord de la cornée, il y avait un développement des cellules qui paraissaient occuper la place des cellules normales de la cornée; elles étaient dues probablement à une prolifération de celles-ci. Des sections verticales faisaient voir, dans la substance propre de la cornée, des masses de cellules qui offraient l'apparence de globules sanguins. Ces masses étaient très-probablement des sections passant par des vaisseaux de nouvelle formation. Les sections verticales comprenaient l'iris et la fausse membrane qui remplissait la pupille. La membrane de Descemet paraissait manquer par places; dans d'autres, là surtout où la fausse membrane reposait sur la cornée, elle offrait des ondulations qui semblaient formées par deux membranes, séparées ou non par un tissu interposé. Ceci s'explique par l'irrégularité de la face postérieure de la cornée, occasionnée par la rétraction de l'iris et de la fausse membrane. On ne retrouve plus aucune trace de l'épithélium qui le recouvre habituellement. L'iris, dans un point rapproché de son bord pupillaire, semble se perdre dans la substance de la cornée, qui, là, présente une échancrure.

De ce point part ce qui semble être un faisceau de vaisseaux remplis de globules sanguins; ces vaisseaux se portent à travers la substance de la cornée vers sa surface, mais ne parcourent que la moitié de son épaisseur. La quantité de corpuscules sanguins est si considérable qu'il semble qu'il y ait eu une hémorrhagie. La substance cornéenne présente dans le voisinage des cellules contenant du pigment noir. Le muscle ciliaire était aplati et atrophié; son attache antérieure allongée et à peine visible; le canal de Schlemm était oblitéré. L'extrémité postérieure du muscle contenait beaucoup de grandes cellules. Il restait peu de la couche superficielle de la choroïde attachée à la sclérotique. L'examen de cette couche y révélait çà et là l'existence de masses de cellules semblables à des cellules de pus et de dimension variable; des cellules telles qu'on en trouve dans le tissu connectif, généralement réunies par leurs prolongements; puis des masses de petites cellules délicates, ovales, finement granuleuses, qui semblaient former des couches enfouies dans une quantité de fibres des plus fines, qui semblent établir une connexion entre les différentes couches. On observait, dans la couche moyenne de la choroïde une prolifération de cellules, surtout autour des vaisseaux, dans ce qui semblait être leur tunique externe (que H. Müller croit être musculaire), et le tissu qui les entoure le plus immédiatement. Dans la couche vasculaire, surtout près de la couche capillaire, existent de grandes cellules arrondies, aplaties et brillantes, avec un gros noyau rond. Ces cellules, à ce que je crois, ont été décrites pour la première fois par H. Müller, qui les observa dans un cas de maladie de Bright, et les décrivit comme des *cellules à cavités dentelées*. Ici la tendance du noyau à devenir dentelé n'existait qu'exceptionnellement. Dans le point de la choroïde où l'épithelium pigmentaire adhérait normalement, il existait un développement diffus de ces cellules, mélangées avec d'autres plus nombreuses, qui ressemblaient à des cellules de pus. Ces dernières cellules se rencontraient aussi, en nombre considérable, presque dans la partie postérieure du muscle ciliaire.

Dans tout le reste de la choroïde, les espaces intervasculaires contenaient plus de cellules qu'à l'état normal. Le volume des capillaires est fréquemment diminué par l'augmentation de volume des noyaux contenus dans leurs parois, ou par le développement de cellules dans les espaces intro-capillaires. Ainsi que nous l'avons déjà dit, les papilles optiques étaient excavées. La couche intergranulaire était, dans la région de la *macula lutea*, onduleuse et brillante; elle offrait l'apparence du tissu connectif. Les bâtonnets et les bulbes y paraissaient aussi plus petits qu'à l'état normal. A part cela, la rétine ne présentait rien de particulier à noter. Il y avait des corpuscules sanguins dispersés dans tout le corps vitré, mais ils étaient particulièrement abondants près du corps ciliaire et sur sa surface postérieure. On y apercevait beaucoup de cellules, souvent en voie de prolifération, et réunies par leurs prolongements. Dans la partie la plus antérieure et la plus altérée du corps vitré, on observait exceptionnellement des cellules qui ressemblaient beaucoup à des cellules de cartilage. La substance était en ce point fort altérée; elle offrait souvent un aspect vitreux, strié. On n'y rencontrait pas de vaisseaux sanguins. Il était solidement attaché en avant de l'*ora serrata*. Après l'avoir détaché, on constate dans ce point un réseau de fibres vitreuses formant une bande étroite, l'entourant circulairement. Il semblait exister par places, sur la surface interne de la membrane hyaloïde, un épithélium pâle, délicat, en forme de marqueterie.

Pope s'explique ainsi les principaux changements survenus dans l'œil. L'iritis aurait déterminé la synéchie postérieure et l'occlusion de la pupille. L'humeur aqueuse s'est alors accumulée dans la chambre postérieure, a refoulé en avant l'iris, qui a dû d'abord se mettre en contact avec la cornée au niveau de sa grande circonférence. Le liquide, en augmentant, rompit l'adhérence de la fausse membrane à la capsule du cristallin.

La chambre antérieure, diminuant progressivement de capacité, a fini par disparaître, et, comme conséquence de ce fait, l'iris et la fausse membrane se sont trouvés en contact avec la face postérieure de la cornée. L'inflammation de la portion ciliaire de la choroïde et de l'iris a rendu le tissu de la portion correspondante de la sclérotique plus apte à se laisser distendre. C'est l'excès de distension occasionnée par l'accumulation du liquide, qui a amené les changements de forme et de position des parties, déjà signalées, et qui explique l'excavation de la papille.

Obs. XV (personnelle).

M. Germain J..., demeurant à Passy, âgé de 30 ans, marié, et de profession cantonier de la ville de Paris, souffrait d'une irido-cyclite depuis 1863, et dont le début a été si brusque, qu'il s'est réveillé dans la nuit comme atteint par un coup de foudre et comme si tout le sang, dit-il, s'était porté à sa tête. Mais ce qui le tourmentait surtout, c'étaient des douleurs très-vives dans l'œil droit, s'irradiant dans la tempe du même côté. Le lendemain matin, il ne voyait rien de cet œil là ; de plus, il était très-rouge et larmoyant. Ayant consulté un médecin, on lui fit des cautérisations, il traîna ainsi pendant quelque temps, jusqu'à ce que l'œil gauche fût pris de symptômes à peu près semblables, à l'exception des douleurs; mais l'affaiblissement de la vue était manifeste. Etant entré à l'hôpital Beaujon, il y fut traité par des collyres. Quatre mois après, il quitte l'hôpital, amélioré des deux yeux, surtout du gauche, car de l'œil droit il n'aurait pas pu se conduire tout seul. Quinze jours plus tard, il alla consulter à la clinique de M. D..., où il fut traité par l'atropine et un bandage compressif. Trois semaines après, il entra à Lariboisière ; de là il se présenta dans une autre clinique, où il a encore été traité par l'atropine et par des irrigations froides. Etant amélioré, dit-il, par ce traitement-là et voyant presque clair, il se remit au travail pendant sept ans.

En 1870, il vint pour la première fois consulter le Dr G... à sa clinique, lequel, vu l'inutilité de tout traitement médical, lui proposa l'iridectomie. Après cette opération, il guérit, sans recouvrer la vue du côté droit. Mais, le 15 de ce mois (septembre 1871), nous le vîmes pour la première fois à la clinique, où il revenait consulter M. Galezowski, se plaignant de faiblesse de l'œil gauche en même temps que de douleurs atroces du côté droit, qui l'empêchaient de travailler et qui étaient plus fortes la nuit. On lui conseilla des compresses chaudes de belladone et de jusquiame sur les deux yeux, et des frictions avec la pommade suivante sur la tempe :

Hydrochlorate de morphine,	0 gr. 50
Glycérine pour dissoudre,	Q. S.
Axonge,	8 gr.

et de se disposer à subir une opération.

Voici quel était son état à cette époque :

Œil droit.— Conjonctive bulbaire très-injectée, ainsi que la conjonctive palpébrale. Abcès central de la cornée, qui est elle-même opacifiée ; deux autres petits abcès périphériques situés, l'un à la partie supérieure et interne, et l'autre à la partie inférieure et externe du bord cornéen. La sclérotique présente un énorme staphylome, et on voit par transparence le cercle ciliaire qui fait hernie à la partie supérieure, tout près du pôle supérieur de la cornée. A ce niveau, M. G... lui a fait trois ponctions, avec un intervalle de trois ou quatre jours, afin d'évacuer un peu du liquide morbide. La chambre antérieure est considérablement diminuée, à cause de la projection de l'iris en avant ; elle ne contient que très-peu d'humeur aqueuse, assez trouble pour empêcher de regarder dans le fond de l'œil, si l'atrésie extrême que présente la pupille le permettait. Tout l'œil est le siége d'une grande vascularisation, et, dans les trois quarts inférieurs de la circonférence cornéale, on voit un grand chémosis séreux, surmonté de vaisseaux.

Au *toucher*, nous constatons que la tension de l'œil est diminuée à un point tel, que cet organe se trouve presque atrophié.

A la *pression*, les douleurs sont violentes. Une extrême sensibilité de l'œil se produit au moindre attouchement, ce qui s'explique par la compression des nerfs ciliaires, emprisonnés par la phlegmasie, dont l'iris et le cercle ciliaire sont le siége.

Quant à la faculté visuelle, l'on comprend aisément qu'elle est tout à fait perdue, aussi bien pour la vision centrale que pour la périphérique, que nous avons eu bien soin de rechercher.

L'œil gauche présente déjà les débuts d'une ophthalmie sympathique, car e malade se plaint non-seulement d'affaiblissement de la vue, mais d'avoir des mouches volantes et une légère sensibilité au toucher. Peu de signes physiques, si ce n'est une légère conjonctivite. Mais ni la cornée, ni la chambre antérieure, ni l'humeur aqueuse, ni l'iris, ne présentent rien d'anormal. D'ailleurs l'œil est bon, sa consistance est normale, et il faut une pression exagérée pour réveiller la sensibilité, qui est alors assez vive.

29 septembre. Le malade se décide à subir l'énucléation de l'œil droit, qui lui a été proposée par le Dr G..., de peur, ajoute-t-il, que l'autre œil ne se perde, lui aussi. Ces craintes ne sont que trop fondées. En outre, cet homme a besoin de travailler, et il lui est impossible de s'occuper de quoi que ce soit, et sa pauvre femme est forcée de perdre elle-même beaucoup de temps pour le soigner.

Le 30. L'opération, faite hier, l'a été avec succès. Pas d'accidents, si ce n'est une petite hémorrhagie dans la journée, promptement arrêtée. Le malade nous dit avoir moins souffert la nuit.

1er octobre. La plaie est dans un état satisfaisant. Suppuration de bonne nature et peu abondante. Pas de fièvre.

Le 2. Les douleurs sont presque dissipées; il n'y a plus que des petits élancements. Etat général bon.

Le 3. Plus de douleurs ni d'élancements.

Le 4. Même état satisfaisant.

Le 5. Le malade demande à s'en aller, et on le laisse partir.

3 novembre. Le malade vient nous voir, et nous constatons que la suppuration s'est tout à fait tarie. Plus de névralgies à droite.

Quant à l'œil gauche, tous les symptômes sympathiques qui le menaçaient se sont amendés, et le malade même nous dit qu'il n'a plus besoin de venir à la Clinique, se trouvant très-amélioré.

A la place qu'occupait l'œil droit, il commence à s'habituer à la présence d'un œil artificiel.

Ce qu'il y a de remarquable dans cette opération, ce qu'on ne saura nier, c'est que l'énucléation de l'œil droit a arrêté les tendances qu'avait le gauche à l'ophthalmie sympathique. L'opération était donc indiquée.

15 février 1875. Après trois mois de séjour dans le liquide de Muller, M. Duval, professeur agrégé de l'Ecole de médecine, a eu la complaisance de nous faire voir au microscope les altérations diverses de l'œil, et nous ne saurions trop le remercier de la peine qu'il s'est donnée pour nous aider à compléter cette observation.

Examen microscopique, par M. Duval.

La *sclérotique* paraît normale, si ce n'est vers sa partie antérieure, où elle prenait part aux altérations que nous allons décrire dans la cornée.

La *cornée* est très-altérée, surtout dans le corps même de cette membrane. En effet, l'épithélium antérieur (conjonctival) s'est conservé à peu près intact; mais la cornée elle-même est très-vasculaire : on y remarque de nombreux capillaires gorgés de sang; de plus, le tissu même est gonflé d'une manière irrégulière, et dans les points les plus dilatés on observe des globules blancs, formant comme des abcès microscopiques. Ces petits abcès sont toujours placés au voisinage des vaisseaux de nouvelle formation. Dans tous les autres points, la cornée est infiltrée de globules blancs, d'une manière diffuse.

La *choroïde*, l'*iris* et les *procès ciliaires* présentent les mêmes caractères. Les cellules pigmentaires paraissent moins colorées qu'à l'état normal; les vaisseaux sont gorgés de sang : on voit par places du sang extravasé et des agglomérats considérables de globules blancs.

La *rétine* est intacte, mais ses vaisseaux sont très-injectés: on ne rencontre rien qui puisse ressembler à des anévrysmes miliaires.

Les éléments cellulaires du *corps vitré* sont plus nombreux et plus visibles qu'à l'état normal; ils sont, en certains points, réunis en petites masses, surtout vers les parties périphériques. Pas de vaisseaux de nouvelle formation.

Obs. XVI. — Irido-cyclite traumatique. — Ophthalmie sympathique. — Énuclation du bulbe; par Horing.

Le grenadier Grande, qui avait été blessé, le 30 septembre 1870, devant Paris, par un éclat de grenade, entre à l'hôpital, le 13 octobre, ne présentant alors d'autres lésions que celles d'une iritis traumatique de l'œil droit. La vision était réduite à la perception quantitative de la lumière et à l'orientation. On soumit le blessé à un traitement antiphlogistique (sangsues, glace et instillations d'atropine), et les phénomènes inflammatoires parurent se modérer; seulement le bord pupillaire restait très-inégal. On put alors apercevoir, à la partie supérieure et externe du bord scléro-cornéal, une cicatrice, que la forte injection du bulbe n'avait pas permis de reconnaître plus tôt. Amélioration continue jusqu'à la fin de décembre, époque à laquelle apparaissent des signes d'irido-cyclite à l'œil blessé et d'ophthalmie sympathique à son congénère, qui nécessitent l'énucléation du bulbe. L'examen de ce dernier fait voir une cicatrice linéaire, d'un demi-millim. de longueur, située au bord cornéal. Adhérence de l'iris tout entier avec la cornée et avec le cristallin, opaque et ratatiné. Derrière la cicatrice et dans le corps ciliaire se trouve, au milieu de tissu cellulaire et de pus, un éclat de grenade, d'une longueur de 1 millimètre et d'une largeur d'un demi-millim. Décollement de la rétine dans toute son étendue. Pas de lésion de la sclérotique ou de la choroïde. Ce cas offre plusieurs particularités remarquables. Il est rare, en effet, que des éclats de grenade soient aussi petits et que le globe oculaire seul soit blessé par un éclat de grenade. Enfin, cette observation prouve que les corps étrangers ne traversent pas d'ordinaire le corps ciliaire, mais qu'ils y restent logés et entraînent la perte de l'œil (1).

Obs. XVII. — Irido-choroïdite purulente; iritis sympathique de l'autre œil (Recherches cliniques et anatomiques sur les affections oculaires, par de Graefe et Schwegger) (2).

« L'influence fâcheuse exercée sur l'œil droit par l'inflammation développée à l'œil gauche, chez un homme de 37 ans, nécessita l'extirpation du bulbe. L'iris, le corps ciliaire et la choroïde sont infiltrés de pus; l'iris est propulsé en avant par le système cristallinien; il existe des synéchies antérieures et postérieures; le cristallin est cataracté dans ses couches externes; la choroïde est hypertrophiée; la lame hyaloïde présente de nombreux replis; les cellules du *stroma* sont décolorées en beaucoup d'endroits. Le corps vitré est parsemé d'un grand nombre de corpuscules, les uns tout à fait identiques aux globules du pus; d'autres sont des cellules grandes, ramifiées, à plusieurs noyaux, s'anastomosant entre elles : on y rencontre aussi un réseau de filaments très-légers, dont la formation semble être due à l'action du chromate de potasse où l'œil a d'abord été plongé. A la périphérie du corps vitré rampent des vaisseaux fins, prolongements des vaisseaux de la rétine et de la papille. A l'intérieur, l'hyaloïde est coupée par des septums membraneux, entre lesquels se trouve de la substance hyaline amorphe. La rétine est décollée dans une étendue assez grande : entre elle et la choroïde se trouve un caillot sanguin; il en existe un autre entre la rétine et le corps vitré, près de la papille optique. La membrane nerveuse est assez bien conservée près de la papille; au delà de cette région, elle est amincie et atrophiée; à son pourtour antérieur, elle est intimement soudée à la choroïde, atrophiée et infiltrée de pigment. »

Obs. XVIII. — Cas de choroïdite métastasique.

Knapp (3) rapporte un cas de *choroïdite puerpérale*, chez une femme âgée de 25 ans, et prise, trois jours après son accouchement, des phénomènes puerpérales. Vers le dixième jour, il y eut des phénomènes doulou-

(1) Ann. d'ocul., 1872, t. LXVIII, p. 252.
(2) Id. ibid., 1863, t. XLIX, p. 137.
(3) Id. ibid., 1868, t. LIX, p. 63.

reux du côté des articulations, et le seizième jour, douleurs vives à l'œil droit, pupille étroite, iris très décoloré. Le fond de l'œil trouble, de couleur rougeâtre en haut, au dehors et en bas, gris sale en dedans. Il y eut successivement hypopion, gonflement des paupières, chémosis, exophthalmos : vision presque totalement perdue. Ces phénomènes diminuèrent au vingt-quatrième jour, pendant que l'état général s'aggravait. Au trente-quatrième jour, il y eut un écoulement du pus, sans perforation apparente. L'œil devint plus petit, le champ pupillaire trouble, l'hypopion disparut. L'œil gauche conserva l'apparence normale. Mort le 15 décembre.

A l'autopsie, on trouva des végétations sur les valvules aortiques, abcès métastatiques dans les veines, intumescence de la rate, diphthérite de l'iléon, du côlon et de la vessie, péricystite et périvaginite purulente. Thrombose des veines cave inférieure, iliaque, hypogastrique et crurale gauche. Inflammation purulente des deux genoux et de l'épaule droite : *irido-choroïdite purulente des deux yeux.*

A l'œil droit, la sclérotique est d'épaisseur double ou triple ; du côté interne elle est perforée. La choroïde est fortement unie à la sclérotique et borde les lèvres de la perforation, elle est couverte par une couche de pus de 2 à 5 millimètres d'épaisseur, qui la sépare de la rétine. Le corps vitré est rempli de flocons. On y observe aussi des taches hémorrhagiques. La lentille et le nerf optique ne contiennent rien d'anormal.

Les recherches micoscropiques montraient les altérations suivantes : La capsule de Tenon laisse voir du tissu connectif en prolifération ; au voisinage de la perforation, ce tissu était rempli de corpuscules graisseux. La sclérotique, à certains endroits, contenait des amas de corpuscules purulents en dégénérescence graisseuse. Le corps vitré était parcouru par un fentrage de filaments contenant des corpuscules purulents et graisseux : il y avait en outre des vaisseaux en connexion avec les vaisseaux rétiniens. La tunique vasculaire n'avait rien de bien anormal : on n'y découvrit pas d'embolies, qui, du reste, auraient pu être emportées par la suppuration. La couche pigmentaire était en prolifération, en suppuration et en dégénérescence graisseuse. Le pigment paraissait augmenté. Le stroma de la choroïde est altéré de la même manière. Le *muscle ciliaire* contenait aussi des cellules et du pus dans sa trame. Près des procès ciliaires, il y avait aussi une perforation sclérale cicatrisée. La couche radiaire contenait des noyaux et des cellules en prolifération. Les vaisseaux parcouraient en abondance la couche méridionale ; il y en avait en voie de formation, sous forme de bourgeons en crosse ; à d'autres places, il y avait des canalicules blancs, à parois homogènes, s'abouchant avec un vaisseau capillaire : d'autres canalicules avaient leurs parois en stries, formées par des cellules fusiformes. Le corps ciliaire était dans un état analogue à celui de la choroïde. L'iris avait son stroma augmenté. Entre la couche pigmentaire et la capsule cristallinienne, il y avait un tissu connectif de nouvelle formation contenant des vaisseaux. La rétine était en dégénération purulente : Il y avait presque partout plus ou moins de cellules ou des corpuscules de pus.

L'œil gauche montrait des altérations analogues à différentes places;

D'après Weber, deux jours suffisent pour qu'après une embolie, il y ait des productions métastatiques. D'après Knapp, on peut admettre dans ce cas des oblitérations qui peuvent se faire de deux manières : ou bien les thromboses se sont détachées par petites parties, qui ont passé par le poumon pour s'arrêter dans les capillaires de l'œil (puisque Weber a démontré le passage par les capillaires du poumon) : ou bien il y a eu des thromboses secondaires dans le poumon qui, à leur tour, ont donné lieu à de petits fragments qui se sont arrêtés dans l'œil; ces embolies pourraient également avoir été produites par des fragments des végétations valvulaire du cœur. Il suffit — dit Knapp — d'un infarctus hemorrhagique ou métastatique, pour que dans toutes les autres parties de la tunique vasculaire et dans les autres tuniques de l'œil, se développe une purulence parenchymateuse, une vraie panophthalmitis purulente. Si la maladie dure un certain temps, il y a un procédé régressif. Ordinairement, il y a perforation de la sclérotique; *l'œil est plus mou et plus petit, les exsudats se résorbent en grande partie* et l'on peut apercevoir le fond de l'œil d'un blanc clair.

Après quelques années, ajoute Knapp, alors que les yeux ont été aveuglés par ces altérations, le corps vitré est rempli de flocons couenneux qui se rapprochent de la lentille, laquelle, à son tour, se trouble, en commençant par les couches corticales, et subit une dégénérescence. Le processus pathologique paraît alors finir pour l'œil qui reste un peu plus petit, plus mou ; l'autre œil ne paraît pas s'altérer sympathiquement.

Obs. XIX. — Contribution à la connaissance de l'irido-choroïdite métastasique, par le professeur Hermann Schmidt, à Marburg (1).

L'auteur cite deux cas d'enkystement du pus après une perforation de la sclérotique. Le premier chez un phthisique parvenu à un stade très-avancé; le second présentait une suppuration étendue du tissu cellulo-graisseux du cou, ainsi qu'une arthrite purulente du genou.

(1 Archiv für ophth., B. XVIII, Ab. 1. — Ann. d'ocul. 1873, t. LXX, p. (170.

« Les sympôtmes du côté de l'œil furent presque identiques dans les deux cas ; un petit hypopion, une pupille adhérente, du chémosis. Vers l'attache du droit interne, la conjonctive était soulevée par une tumeur jaunâtre des incisions faites sur la conjonctive ne donnèrent pas issue à du pus. Dans le second cas, l'autopsie put être faite et montra des abcès périarticulaires aux deux coudes, des abcès rénaux, un thrombus purulent de la veine jugulaire se continuant à travers le sinus transverse jusqu'au pressoir d'Hérophyle. La tumeur sous-conjonctivale incisée faisait découvrir une cavité purulente communiquant avec l'intérieur de l'œil par une perforation de la sclérotique. L'examen microscopique confirme en grande partie les descriptions de Knapp. (*Metastatische choroitis.* Arch *f. Oph.*, Bd. XIII, Abt. I, p. 127.) L'auteur parcourt ensuite la littérature des cas analogues : Fischer (Lehrbuch des gesammten Entzündungen, 184, p. 245) a trouvé un enkystement purulent avec ouverture de la sclérotique chez un veau.

« L'exophthalmus unilatéral, l'hyperémie, de même que l'œdème de la conjonctive, du tissu cellulaire de l'orbite et de la paupière, ont été donnés comme symptômes diagnostiques de la thrombose des sinus cérébraux. Heubner, Knapp, Canizza, Lawser et d'autres, insistent sur la valeur seméiotique de ces symptômes. Il est cependant à remarquer que, dans les cas cités par ces auteurs, il y a lieu de se demander s'il n'a pas eu une irido-choroïde concomitant ayant donné lieu à ces symptômes.

Il faut donc porter une attention spéciale sur l'état de dilatation ou d'immobilité de la pupille, ainsi que Knapp l'a fait remarquer avec raison, afin de pouvoir exclure ainsi l'irido-choroïdite et rapporter les symptômes observés aux thromboses des sinus cérébraux. »

Dans le *Journal d'Ophthalmologie* de MM. Galezowski et Piéchaud (t. I, 1872, p. 524), où nous trouvons aussi l'analyse de ces observations, nous lisons encore les lignes suivantes : « Ces deux observations sont, jusqu'à présent, les seules qui mentionnent ce fait de l'évacuation du pus, consécutif à une *irido-choroidite purulente* sous la conjonctive, à travers une perforation de la sclérotique. Au point de vue clinique, ces deux cas doivent être rangés parmi les « irido-choroïdites métastatiques ». Arlt a vu des irido-choroïdites métastatiques dans la pyémie, les fièvres puerpérales, les phlébites, suites de caries ou d'opérations chirurgicales, les inflammations de l'ombilic chez les nouveau-nés; Desmarres les a rencontrées dans le typhus, le choléra ; Blessig, dans la fièvre recurrente ; Jacobi range parmi cette catégorie d'affections les irido-choroïdites, suppuratives consécutives à la méningite cérébro-spinale, à la scarlatine; Mackenzie rapporte les irido-choroïdites metastatiques à quatre causes :

les ligatures des veines ; le *phlegmatia alba dolens* et les autres affections puerpérales; l'érysipèle et autres inflammations du tissu cellulaire; et enfin beaucoup de maladies fébriles. » — « L'auteur ajoute à cette énumération le rhumatisme articulaire aigu et la tuberculose. L'irido-choroïdite metastatique est tantôt la conséquence d'embolies, tantôt, et plus fréquemment, est le résultat d'une thrombose. — La production d'une thrombose est chose facile chez un malade affaibli où le cœur est devenu peu actif; dans ces conditions elle doit pouvoir se produire sans peine dans les *venæ vorticosæ*, grâce à leur trajet oblique à travers la sclérotique. » — « On a considéré comme étant le meilleur signe *du thrombus d'un sinus cérébral* l'ensemble de symptômes que voici : exophthalmie monoculaire; hyperémie et œdème de la conjonctive, du tissu cellulaire de l'orbite et des paupières. »

« Dans la seconde observation quoique ces deux symptômes se trouvaient réunis, leur cause directe était une irido-choroïdite suppurative. » « Il faudra pour éviter toute erreur, à l'avenir, de tenir compte de l'état de l'iris et de la pupille : — Si la pupille est large, on sera en droit d'exclure l'irido-choroïdite suppurative. »

Etiologie.

I. Les irido-choroïdites s'observent à tout âge; elles sont cependant rares chez les tout jeunes enfants. Le plus communément c'est après l'âge de 15 ans qu'on les observe, et cela s'explique par ce fait que la jeune fille entre déjà à cette époque dans la puberté, tandis que les jeunes garçons commencent déjà à s'occuper de professions qui exposent plus ou moins à des blessures, des coups sur l'œil, au froid, etc. L'irido-cyclite paraît s'observer plus souvent chez les hommes que chez les femmes. Quant à la forme sympathique, elle s'observerait également dans les deux sexes. Nous ne pensons pas que l'hérédité puisse être citée parmi les causes d'irido-choroïdite, tant qu'il n'y ait pas transmission d'une diathèse quelconque.

II. Les auteurs sont unanimes à accuser les synéchies postérieures comme la source la plus fréquente de la maladie qui nous occupe. On comprend aisément que ces adhérences opposent un obstacle à la circulation et à la communication entre les deux chambres, d'après le mécanisme que nous avons décrit, et qu'elles soient le point de départ de phlegmasies répétées qui amèneront en dernier lieu, soit des irido-choroïdites, soit des irido-cyclites.

III. Après les synéchies postérieures, nous devons citer le traumatisme, soit opératoire, soit accidentel, soit par la demeure de corps étrangers dans l'œil.

A. Citons d'abord les opérations de cataracte et celle de l'irido-désis. Parmi les premières figurent le procédé de de Graefe et même ses modifications, car toutes ces méthodes exposent de près à la blessure du corps ciliaire. Cet auteur, de son côté, dit qu'ayant pratiqué l'opération de Critchett 55 fois, il lui trouva des inconvénients très-graves, parmi lesquels, la déchirure possible de l'iris, quelque exercé que soit l'opérateur ; une réaction plus vive qu'après l'iridectomie qui exige une surveillance sévère et souvent un traitement énergique ; enfin ce qui est surtout grave, c'est la tension continue à laquelle est soumis l'iris et qui peut devenir la source d'irido-cyclite. Chez un des opérés de de Graefe, il survint quatre semaines après l'opération une irido-cyclite, pour combattre laquelle il fut nécessaire de pratiquer l'iridectomie (1).

Gruber (2) rapporte également un cas d'irido-choroïdite consécutive à l'irido-désis, dont voici l'histoire :

(1) Ann. d'ocul., 1866, t. LVI, p. 316.

(2) Deuscho Klinik, 1866, p. 149.

Obs. XX.

C'était un jeune homme qui fut opéré par le procédé de Critchett, pour une cataracte zonulaire. Le malade sortit guéri de l'hôpital, mais quelques semaines après un œil d'abord, puis l'autre devinrent rouges et douloureux. Malgré de fomentations froides qui parurent y remédier pour le moment, trois mois plus tard le malade perdait complètement la vue. A cette époque le malade présentait une injection conjonctivale considérable, décoloration de l'iris et confusion des éléments de son tissu. Le nodule irien incarcéré dans la plaie était devenu un petit kyste recouvert de conjonctive. A droite la pupille se dilatait lentement, et à peine à gauche, malgré les instillations d'atropine ; la tension du globe est diminuée; la vision réduite à distinguer les gros caractères (XX de Jæger). L'iridectomie pratiquée à gauche produit une amélioration des symptômes. Mais ce ne fut que pour un temps très-court, car bientôt les deux pupilles se remplirent d'exsudations plastiques. Une double iridectomie montra alors que l'iris était atrophié et se déchirait si doucement que fut la traction qu'on exerçait sur lui et une forte hémorrhagie s'ensuivit. Le malade demeura deux mois à l'hôpital ; les douleurs et les autres symptômes inflammatoires disparurent, mais il ne pouvait voir les doigts au-delà de deux pieds. Trois mois plus tard, il se présente de nouveau chaque pupille close, l'iris atrophié, le globe ramolli et la perception quantitative seulement pour la lumière.

A côté de cette observation, on lit dans les *Annales d'oculistique* : « Peu de temps après cette triste terminaison, un exemple semblable fut observé, dans lequel l'irido-désis avait été pratiquée, quelques années auparavant, pour une cornée conique, heureusement sur un seul œil (1). »

Knapp de Heidelberg (2) a apporté des modifications à la méthode linéaire, que nous ne savons pas trop si elles n'exposent pas aux mêmes dangers que la méthode première. Il fait la ponction et la contre-ponction le plus près possible des attaches iridiennes ; le milieu de la section doit s'éloigner au moins d'un 1/2 millim. du bord cornéal, la

(1) Ann. d'ocul., t. LIX, p. 92.
(2) Id., 1868, t. LX, p. 62.

grandeur de la section étant en rapport avec la grosseur du noyau de la cataracte. Puis il fait l'iridectomie, et, après, la discision de la capsule. Ensuite, il déprime la lèvre postérieure pour faciliter la sortie de la cataracte. Ce procédé présente d'abord l'inconvénient de ce qu'il y a moins de facilité pour l'enlèvement des couches corticales ; et, ensuite, les lèvres de la plaie sont beaucoup trop insuffisantes pour le passage de la cataracte.

M. Galezowski est l'auteur d'un autre procédé, qui me paraît avoir des avantages sur le précédent. Il fait, avec le couteau de de Graefe, l'incision en bas, « qui, au lieu d'avoir la forme linéaire, se rapproche plutôt d'un petit lambeau, dont la hauteur ne dépasse pas de 4 à 5 millim. La ponction est faite à un 1/2 millim du bord sclérotical, et la contre-ponction dans le bord cornéen. » L'auteur a remarqué que « moins la plaie s'avance sur la sclérotique, moins il y a de danger pour la sortie du corps vitré. » Il n'incise jamais la cornée directement d'avant en arrière, mais il donne une direction oblique à la plaie, et il détache un large lambeau de la conjonctive, comme dans le procédé de de Graefe, ce qui est indispensable, dit-il, pour faciliter la réunion de la plaie par première intention et pour prévenir l'iritis. Il n'emploie pas de kystitome, et il fait la discision de la capsule, au premier temps de l'opération, avec le couteau de Graefe, avant de faire la contre-ponction (1).

Lorsque M. Galezowski publia dans son journal les résultats de ce procédé, il l'avait pratiqué 47 fois avec succès. Etant élève de sa clinique, nous le lui avons vu employer plus d'une trentaine de fois, toujours avec succès. Cela ne veut pas dire que l'opération soit infaillible et à l'abri de tout danger ; mais elle expose peut-être moins que les au-

(1) Voir, pour plus de détails, le Recueil d'ophthalmologie de Galezowski, janvier 1874, p. 357.

tres méthodes à l'irido-cyclite, d'après la statistique de l'auteur, et d'après ce que nous avons vu nous-mêmes. J'ai vu cependant un cas d'insuccès, chez un malade indocile, dont il serait injuste d'accuser le procédé. Voici le fait :

Obs. XXI.

M. B..., âgé de 64 ans, demeurant rue de Lingerie, 8, a été opéré de cataracte complète à droite par M. Galezowski, d'après son nouveau procédé, le 15 juin 1874.

Neuf jours après, il quitte la Clinique, et le lendemain matin il se met à travailler dans sa cave. Le surlendemain, il revient à la Clinique, et nous constatons l'ouverture de la plaie. Il reste quelques jours encore parmi nous, et le 25 juillet il nous quitte de nouveau. Mais, quelques jours après, il se présente de nouveau avec une iritis très-intense, et la pupille tellement rétrécie, qu'il ne voyait que l'ombre d'une main lorsque celle-ci passait devant ses yeux en plein jour. De plus, il présentait du larmoiement et des douleurs ciliaires.

Ainsi donc, l'indocilité ou l'imprudence des malades peuvent compter parmi les causes qui favorisent l'action du traumatisme dans la production d'une irido-cyclite, après une opération de cataracte par n'importe quelle méthode, circonstance que chacun peut invoquer pour défendre la sienne.

B. Nous comprenons, parmi les causes qui donnent lieu à une irido-choroïdite ou une irido-cyclite, le traumatisme accidentel, c'est-à-dire les blessures de l'œil, surtout celles qui intéressent le corps ciliaire, l'iris ou la sclérotique, près du bord cornéal. Ces blessures peuvent être produites par des instruments piquants, tranchants ou contondants. Mackenzie dit que les blessures de l'œil qui sont les plus sujettes à provoquer l'inflammation sympathique de l'autre œil, sont les plaies pénétrantes et par déchirure, faites par des instruments tranchants ou par des éclats de fer ou de pierre lancés dans l'œil avec force ou des fragments de capsule à percussion (1).

Nous rangeons parmi les causes traumatiques accidentelles les brûlures produites, soit par des agents physiques, soit par des agents chimiques, comme dans le cas de Mary Macshaffery, dont parle Mackenzie.

Dans le troisième volume de Vidal (de Cassis), nous trouvons une parenthèse qui nous semble être du Dr Fano, où nous lisons ces lignes : « Les piqûres de l'iris, faites à travers la cornée, sont le plus souvent suivies d'une dilatation de la solution de continuité et de la formation d'une pupille artificielle permanente. L'inflammation qui s'empare des lèvres de la plaie se transmet quelquefois aux autres parties de l'œil, et peut entraîner l'atrésie de la pupille, ou même la destruction de tout le globe. Et plus loin (p. 37) : « Les ébranlements communiqués à la région orbitaire ou à l'œil lui-même entraînent un agrandissement de la pupille, un décollement de l'iris, et occasionnent même la déchirure de cette membrane. » — « Le décollement de l'iris, à sa grande circonférence, s'observe à la suite d'un coup de fouet, de queue de cheval, d'un rameau d'arbre sur l'œil. Quelquefois l'iris est détaché dans la plus grande partie de sa circonférence. A la suite de cette lésion, l'œil s'enflamme souvent, le cristallin et sa capsule deviennent opaques ; l'humeur vitrée se dissout ; l'œil augmente de volume, et la choroïde se voit, par transparence, à travers la sclérotique amincie. » — « Les déchirures de l'iris ont un siége variable ; il en est qui s'étendent du bord ciliaire vers le bord pupillaire ; d'autres occupent le cercle interne de l'iris ou le bord pupillaire. Il en résulte, dans les deux cas, une dilatation

(1) Mackenzie. Traité pratique des maladies de l'œil, trad. de W. et T. Paris, 1857, t. II, p. 122.

considérable et permanente de la pupille, et la vue est troublée par la suite (1). »

La séparation du bord ciliaire de l'iris d'avec la choroïde, dit Mackenzie (*Loc. cit.*, vol. III, p. 592), produit souvent une pseudo-pupille. Cet accident peut, pour nous, donner lieu à une irido-cyclite d'emblée, d'autant plus que c'est par cause directe (un coup de fouet, de queue de cheval, d'un rameau d'arbre, le choc d'une fusée, etc.) que l'accident a lieu le plus souvent.

Cette pseudo-pupille partagerait, d'après Mackenzie et MM. Testelin et Warlomont, la propriété de la primitive de se dilater par l'action de l'atropine, et de diminuer la largeur de la portion de l'iris qui les sépare. Mais ils ajoutent que la vision est ordinairement beaucoup affaiblie dans l'œil lésé.

Cunier rapporte un cas semblable d'un individu chez lequel l'iris, retenu par des adhérences par son bord pupillaire, fut, par l'action prolongée de l'atropine, détaché du corps ciliaire, ce qui fut d'un heureux augure pour le malade dont la vue se restaura à travers cette pseudo-pupille (2).

IV. Les corps étrangers entrent pour une grande proportion dans la production de l'irido-choroïdite, dans un délai plus ou moins long, soit qu'ils séjournent dans l'œil, ou qu'ils soient enlevés. C'est l'irido-cyclite que l'on observe le plus souvent. La poudre à canon, les grains de plomb, les fragment de capsule, d'obus, de pierre sont ceux que l'on observe fréquemment. Nous avons vu un malheureux malade, porteur d'une irido-cyclite droite, qui

(1) Vidal (de Cassis). Traité de pathologie externe et de médecine opératoire, 5e éd., annotée par le Dr Fano. Paris, 1861.

(2) Wecker. Loc. cit., t. I, p. 397.

avait été victime d'un accident de chasse, et dont on va lire l'observation que nous avons recueillie à la clinique.

Obs. XXII.

M. S..., demeurant à Clichy, étant allé le 24 août dernier à la chasse, dans le Calvados, accompagné d'un de ses amis, fut blessé par le tir du fusil de celui-ci, que le malade fit partir en pressant la détente au moment où il se baissait pour ramasser une caille. Plus de vingt grains de plomb étaient implantés dans le côté gauche du front, près du rebord orbitaire et un seul était entré dans l'œil. Il garda le lit près de vingt-cinq jours, et lorsque nous le vîmes pour la première fois, un mois après l'accident, il avait complètement perdu la vue ; le grain de plomb était implanté sur le bord interne et du côté interne de l'iris droit; la pupille extrêmement resserrée et adhérente à la capsule cristallinienne; des exsudations nombreuses obstruaient le champ pupillaire, l'iris était bombé à sa périphérie, la chambre antérieure diminuée de capacité, le globe moins consistant que celui du côté opposé, et très-sensible à la pression dans la région ciliaire. Bref, ce malade était porteur d'une irido-cyclite à droite. Il ne présentait rien de particulier dans l'œil gauche, si ce n'est pas un peu d'affaiblissement de la vue, que du reste il avait déjà avant l'accident, car ce malade était âgé de 54 ans. Craignant que le côté gauche ne fût pris d'irido-cyclite sympathique, nous l'engageâmes à se laisser énucléer l'œil qui était perdu. Il ne consentit pas à ce sacrifice, et ne revint plus nous voir.

On pourrait multiplier les faits de ce genre observés à la suite de ces accidents.

Le corps étranger peut rester longtemps dans l'œil sans donner lieu à des phénomènes inflammatoires. C'est ce que M. Galezowski a vu chez une jeune fille, âgée de 15 ans, laquelle fut subitement prise d'une irido-choroïdite, ayant reçu cinq ans auparavant un éclat de capsule que son frère faisait partir avec un marteau; la blessure avait guéri et la jeune fille n'avait jamais souffert de l'œil jusqu'au moment de l'attaque aiguë pour laquelle elle consulta cet oculiste. Mais d'autres fois les corps étrangers provoquent des accidents immédiats de la plus grande gravité. C'est ce qui s'est passé dans le cas que nous citons plus loin (Bellemère), chez lequel l'apparition des premiers symptômes de l'irido-cyclite suivirent de près l'introduction du corps étranger, et la perte de la vision fut instantanée.

En parlant des opérations de cataracte, nous avons omis à dessein, de parler de l'abaissement, parce que nous désirions le faire rentrer dans la catégorie des corps étrangers pouvant produire l'irido-cyclite ou l'irido-choroïdite. « L'inflammation de l'iris est un des accidents les plus fréquents après l'abaissement : il survient dès le troisième ou le quatrième jour, quelquefois au bout de treize ou quatorze jours. Des douleurs névralgiques périorbitaires nocturnes accompagnent cette inflammation et elles sont suivies d'obstruction de la pupille par des exsudations plastiques. » — « Parfois l'atropine réussit à enrayer cette phlegmasie, mais d'autres fois, les douleurs névralgiques apparaissent par crises et passent à l'état chronique; la phlegmasie de l'iris se communique à la choroïde et l'on a alors affaire à une irido-choroïdite des plus graves. » — « De Graefe cite des cas où une irido-choroïdite se déclara six ans après l'opération. Pour ma part, j'ai vu une malade, opérée avec un succès complet par abaissement, conserver la vue pendant deux ans; puis, sans cause connue, le cristallin remonta et se précipita dans la chambre antérieure; il était petit, mais très-dur, et occasionnait beaucoup de souffrances à la malade, et l'extraction linéaire devint nécessaire. » (Galezowski.)

A ces exemples si convaincants et qui nous viennent de professeurs dont la compétence, en pareille matière, ne saurait être mise en doute, qu'il nous soit permis de citer une observation, recueillie par nous à la Clinique, chez un individu qui portait une luxation du cristallin et chez lequel il y avait une irritation de la face antérieure de l'iris qui aurait pu donner lieu à une irido-cyclite si l'on n'avait pas su intervenir de bonne heure.

Obs. XXIII. — Luxation du cristallin du côté gauche. — Iritis traumatique. — Douleurs périorbitaires.

M. Bidois, âgé de 54 ans, de profession mécanicien, demeurant passage d'Isly, 16 (faubourg du Temple), se présente à la Clinique le 28 septembre 1874, avec la conjonctive très-rouge, l'iris un peu terne, sensation de cailloux dans l'œil et des douleurs périorbitaires qui tourmentaient beaucoup le malade depuis quelques jours. Le cristallin était situé dans la chambre antérieure et en bas contre la face antérieure de l'iris. Lorsque le malade était couché, on parvenait à déplacer la lentille dans tous les sens, en imprimant des mouvements à l'œil dans toutes les directions. Par suite du déplacement spontané de la lentille, ce qui, nous dit le malade, lui est souvent arrivé, la vision se voyait considérablement gênée parfois, surtout lorsque le cristallin venait à se placer sur le champ pupillaire. Les dimensions de ce cristallin étaient celles d'une petite lentille, dépourvu qu'il était de couches corticales et réduit simplement à son noyau. Cette luxation datait depuis 1864, époque à laquelle le malade consulta un médecin de Mézières (Ardennes), pour des troubles oculaires.

M. Galezowski lui proposa l'extraction de ce *corps étranger ;* mais auparavant on lui prescrivit six sangsues à la tempe gauche et quatre gouttes d'atropine par jour. Enfin des lunettes teintes fumées, afin de modérer son iritis.

Le 19 novembre, il revient nous voir, amélioré de son iritis et décidé à se faire opérer. On lui pratiqua une simple incision à la partie inférieure de la cornée. Le malade ayant fait un mouvement brusque avec sa tête, la lentille fut déplacée en haut. M. Galezowski fit alors avec le pouce droit des légères pressions sur le globe, comme il a l'habitude de le faire lorsqu'il opère une cataracte, et il réussit à faire descendre le cristallin ; seulement celui-ci s'étant arrêté un peu au-dessus de la plaie cornéale, l'opérateur fut forcé d'aller le chercher avec la curette, et en fit facilement l'extraction. Il n'y eut pas la moindre hémorrhagie, la conjonctive n'ayant pas été blessée, ni l'iris non plus. — Atropine et bandage compressif.

Le 21, c'est-à-dire deux jours plus tard, nous constatâmes un état assez satisfaisant. La chambre antérieure était parfaitement limpide et normale, et le malade demanda à s'en aller, les douleurs peri-orbitaires ayant presque disparu. Du reste le malade avait pu dormir, ce qui ne lui était pas possible avant l'extraction. Notre professeur s'étant absenté pour un jour, nous avons conseillé la suspension de l'atropine, la pupille étant très-dilatée surtout dans le diamètre vertical, ce qui accusait déjà un léger degré d'adhérence dans le sens transversal.

Nul doute que, dans ce cas, dont nous avons tenu à recueillir l'observation, le cristallin, s'étant luxé et tombant dans la chambre antérieure, a fait l'office d'un corps étranger qui par sa présence et son contact avec l'iris irritait cette membrane ; et, outre les phénomènes déjà manifestes d'iritis (puisqu'il y avait trouble de la chambre antérieure, l'iris était terne et peu contractile, l'injection périkératique très-intense; gêne de la vision, photophobie, larmoiement, douleurs au toucher de la région ciliaire et periobitaire spontanément), si l'on n'y avait pas remédié, ces symptômes se seraient augmentés, aggravés, et la phlegmasie de l'iris se transmettant par voisinage au cercle ciliaire, nous aurions eu à redouter tous les accidents d'une irido-cyclite, puisque déjà le malade se plaignait des phénomènes de compression qui auraient pu se traduire, soit par un glaucome, soit, comme nous l'avons dit, par une irido-cyclite.

Le 23. Le malade revient nous voir, et nous constatons la fermeture complète de la plaie, ainsi que la disparition des phénomènes inflammatoires. La pupille avait repris ses dimensions normales.

Le 30. Le malade est presque rétabli. Une légère injection conjonctivale est tout ce qu'il présente de particulier.

Depuis lors, il n'est plus venu nous voir, mais nous avons su qu'il allait bien par le patron chez qui il travaille.

En parlant de l'abaissement, Vidal (de Cassis) s'exprime ainsi : « Pour le dire en passant, il n'est pas certain que, dans la vieillesse, la présence du cristallin dans la chambre postérieure ne soit pas *une des causes des insuccès de l'opération*; car le cristallin *peut comme le grain de plomb*, à un moindre degré cependant, comprimer la rétine et empêcher aussi la vision de s'opérer (1). » Pour nous, il y a un plus grand danger encore dans le voisinage du corps ciliaire et dans la provocation d'une cyclite.

Vidal pense que, lorsque le corps étranger est petit et logé dans la chambre antérieure, on peut espérer qu'il sera résorbé s'il est métallique; mais que, cependant, si

(1) Vidal (de Cassis). Loc. cit., vol. III, p. 43.

la plaie est à la partie déclive ou sur un point éloigné de son centre, il est prudent de l'agrandir pour éliminer le corps étranger, la cicatrice ne pouvant pas nuire à la vision. Et il ajoute qu'*on devra toujours opérer ce débridement si l'iris a été lésé, si le corps étranger a pénétré jusque dans la chambre postérieure.*

Voici encore une observation qui nous est personnelle et qui vient confirmer notre étiologie :

OBS. XXIV. — Irido-cyclite, suite d'opération de cataracte par l'abaissement.

Mme Vannier, âgée de 47 ans, demeurant à Nanterre (Seine-et-Oise), se présente à la Clinique, le 31 octobre 1874, avec :

1° Une cataracte commençante à gauche ;

2° Obstruction pupillaire à droite, où l'on avait pratiqué, quelques années auparavant, l'opération de l'abaissement.

Dans cet œil, nous constatons, avec M. Galezowski et les élèves et médecins qui fréquentent la Clinique de la rue Dauphine, tous les symptômes d'une irido-cyclite : douleur aiguë dans la région ciliaire, diminution de tension, resserrement pupillaire et exsudations abondantes occupant le champ pupillaire, décoloration et état terne de l'iris, entouré d'un cercle rosé; chambre antérieure presque effacée ; adhérence de l'iris à la cristalloïde et projection de sa périphérie en avant. Cependant le champ pupillaire n'est pas si couvert d'exsudations extrinsèques à la capsule pour empêcher de constater, à l'éclairage oblique, des opacités dans le tissu même de la capsule ou dans le cristallin. Les douleurs rayonnent vers le front et la tempe ; cécité complète à droite, incomplète à gauche. Ce ne fut que peu de temps après son opération de l'œil droit qu'elle nous dit avoir commencé à souffrir et à éprouver les premiers symptômes d'irido-cylite. Pas d'antecédents syphilitiques, ni rhumatismaux, ni arthritiques.

Il est évident que, dans ce cas, l'opération a été le point de départ de la maladie.

V. A la suite de l'atrophie d'un œil, avec ou sans corps étranger, d'un dépôt calcaire, comme on les observe dans certaines irido-choroïdites ou d'un phlegmon de l'œil, on peut voir survenir les signes d'une irido-choroïdite ou plutôt d'une irido-cyclite sympathique, forme la plus redoutable de toutes, car elle ajoute à la perte positive de l'œil primitivement malade, la perte probable et même possible de l'œil nouvellement atteint. Cependant de Graefe pense que les fontes purulentes suraiguës, qui remplissent de pus une grande partie de la cavité du globe oculaire ne deviennent pas une cause d'affections sympathiques, et l'insensibilité des moignons qui persistent après ces inflammations lui paraissent indiquer suffisamment que les nerfs ciliaires sont pour la plupart détruits par la suppuration.

VI. Les diathèses rhumatismale, scrofuleuse et arthritique peuvent provoquer une irido-choroïdite. Il est vrai que, comme le fait observer M. Wecker (1), on ne sait rien des relations qui existent entre l'inflammation de l'iris et la dyscrasie rhumatismale, et que celle-ci ne semble coïncider plus particulièrement avec aucune forme d'iritis, quoiqu'on ait signalé une injection périkératique d'une teinte violacée, ainsi qu'un léger œdème des paupières, comme signes pathognomoniques de l'iritis rhumatismale; car, ajoute M. Wecker, « aucune statistique ne se montre à l'appui de ces assertions, faites, sans doute, sous l'inspiration d'une idée préconçue en faveur de l'origine diathésique de certaines variétés d'iritis. »

Quoi qu'il en soit, le fait est que l'on observe des cas non douteux d'iritis ou d'irido-choroïdite chez des individus rhumatismants. Le professeur Dolbeau cite un cas qui est devenu populaire, d'un interne de l'Hôtel-Dieu, né de parents goutteux, qui eut une irido-choroïdite et qui guérit aussitôt que les accidents inflammatoires se portèrent du côté du genou (2).

(1) Wecker. Loc. cit., t. I, p. 394.

(2) Dolbeau. Leçons de clinique chirurgicale. Paris, 1867, p. 27.

M. Noël Gueneau de Mussy (1) cite également un cas d'irido-choroïdite survenue chez un jeune homme, né aussi d'un père goutteux, et qui fut atteint à la suite d'une blennorrhagie, de « rhumatisme musculaire généralisé, avec cette forme molle, atonique, sédentaire, subchronique des congestions articulaires qui est la caractéristique du rhumatisme blennorrhagique. La maladie dura au moins trois mois et *fut compliquée d'une ophthalmie des plus graves*, offrant les mêmes caractères de résistance et de chronicité, *affectant à la fois la conjonctive, la cornée et la choroïde.* »

Jonatham Hutchinson, rapporte dans *The Lancet*, du 4 janvier 1873, quatre observations d'iritis et d'irido-choroïdite rhumatismale, à l'appui des accidents oculaires chez des enfants nés de pères goutteux (2). Dans un premier cas, il s'agit d'un jeune gentleman de 19 ans, qui lui fut envoyé par le Dr Ramskill, au mois de mars 1870, myope, se servant de — 16. La pupille du côté droit était très-adhérente par son bord libre ; mais, malgré les exsudations, on pouvait constater les opacités du corps vitré. Le tissu de l'iris n'était pas aussi brillant que celui du côté opposé. Ce malade avait reçu un coup sur l'œil quelques années auparavant, et tout d'abord Hutchinson pensa que l'iritis était due à cet accident, sans faire attention aux rapports que la maladie pourrait avoir avec l'arthritis. Il lui conseilla les lunettes nécessaires à sa myopie, et lui recommanda de ne pas toucher à l'œil malade. Mais, en 1872, le malade se présenta à lui de nouveau, en grande anxiété, à cause de son œil sain, dont la pupille était irrégulière, mais sans présenter encore des adhérences. De temps à autre, le malade avait des douleurs dans les yeux, mais il vaquait toujours à ses occupations.

(1) Union médicale. 9 décembre 1873.

(2) J. Hutchinson. Clinical lectures on a peculiar form of iritis which occurs in the children of gouty parents (*The Lancet*. 14 janvier 1873).

Quoique le malade se plaignît de la rougeur de ses yeux, ceux-ci n'étaient pas congestionnés. Dans l'œil droit, la maladie avait fait des progrès tels, au moment où Hutchinson s'en occupait dans une leçon (1873-janvier), que la pupille était complètement close, et l'iris avait perdu l'éclat de sa texture, et à un fort grossissement, on voyait qu'il était le siége d'une foule de petits vaisseaux disposés en cercle.

Antécédents. — Quoique ayant eu quelques douleurs au genou et dans la région contraire, il n'a jamais eu de véritable attaque de rhumatisme ni de goutte. Cependant, depuis quelques années, il se plaignait d'avoir mal dans les deux gros orteils. De plus, il eut une fois un lumbago, qui l'empêchait de se redresser. Sa mère et ses oncles avaient, eux aussi, souffert de douleurs qui semblaient rhumatismales. Le père de sa mère était goutteux. Quant au père du patient, il succomba dans le plus fort de l'âge, étant sujet à des douleurs rhumatismales, mais sans avoir eu la goutte.

Hutchinson diagnostiqua une iritis arthritique, et soumit son malade à un régime convenable, lui défendant la bière et lui prescrivant les toniques et les alcalins. Le malade d'ailleurs offrait toutes les apparences d'une bonne santé.

Dans le but de prévenir des changements secondaires dans l'œil droit, Hutchinson pratiqua l'iridectomie en haut. La sortie de l'iris fut sans difficulté, mais il resta un peu de pigment adhérent à la capsule. Depuis cette époque, l'œil continua à s'aggraver jusqu'au mois d'avril (1872), où le malade subit une nouvelle attaque de rhumatisme généralisée, mais il ne se coucha pas. Au mois de juillet, il fut forcé d'abandonner ses affaires et d'instiller fréquemment de l'atropine.

Le 9 août, Hutchinson trouve le corps vitré plein d'opacités et la pupille très-dilatée, excepté en bas. Dans l'œil droit, il n'y avait pas eu d'amélioration depuis l'opération.

Le 23 août, il trouve le corps vitré tellement rempli d'opacités diverses, larges, fines, etc., qu'il lui était presque impossible d'apercevoir la pupille. La pupille était constamment dilatée par l'atropine. Il y avait par moments des douleurs oculaires, tantôt dans un seul, tantôt dans les deux yeux, mais qui ne l'empêchaient pas de dormir. Pas de congestion nulle part. Interrogé par Hutchinson, il avoua avoir eu des pertes nocturnes (*nocturnal emissions*).

Pendant le mois de septembre, il prit du bichlorure de mercure à très-petites doses.

Hutchinson fait remarquer combien cette forme d'iritis est insidieuse. La pupille, intacte d'abord, finit par s'obstruer en dernier lieu, et il se fait derrière l'iris une effusion, qui complète la désorganisation de l'œil, et, dans quelques cas, la vue se perd subitement.

Le propre de ces affections serait d'être indolentes.

Ce chirurgien cite deux autres cas à peu près identiques, et en dernier lieu, un quatrième cas, qu'il qualifie, celui-là d'*irido-cyclite*.

Cette dernière observation appartient à *Soelberg Wells*. C'était un jeune homme de 19 ans, dont les parents n'étaient pas goutteux ; mais le père et la sœur de la mère du malade l'auraient été. La marche de cette irido-cyclite fut lente, presque sans douleur, d'abord dans un œil, puis dans l'autre, de l'âge de 15 à 17 ans, c'est-à-dire dans l'intervalle de deux années. Ce malade présentait tous les signes d'une irido-cyclite, à part la douleur, car son corps vitré était rempli de flocons mobiles et des fausses-membranes très-délicates obstruaient une partie de la pupille et déterminaient des adhérences.

Les antécédents de ce malade sont d'accord avec le diagnostic de Soelberg Wells, et on ne peut mettre en doute, dans ce cas, pas plus que dans ceux de Hutchinson, de Gueneau de Mussy, de Dolbeau, et de ceux qu'on lira plus loin, l'influence des diathèses dans les maladies des yeux, et de l'iritis et de l'irido-choroïdite en particulier.

M. Denis, chef de clinique du Dr Abadie, cite aussi dans sa thèse inaugurale (1) des observations d'irido-choroïdite rhumatismale, et nous pensons avec lui que c'est la forme plastique d'irido-choroïdite, qui coïncide avec le rhumatisme ; du moins on l'observe plus souvent que la forme séreuse. Dans le même travail, on trouve des observations non moins intéressantes d'irido-choroïdite chez des goutteux. A la page 20, il donne une observation du Dr Abadie sur un cas d'irido-choroïdite double, dont souffrait un dentiste, chez lequel MM. Bazin et Charcot, constatèrent l'existence de la diathèse arthritique, car il présentait des dépôts tophacés dans les petites articulations. M. Abadie ne voulut pas pratiquer l'iridectomie de l'œil gauche, comme il l'avait fait dans le droit ; M. Charcot envoya le malade passer une saison aux eaux de la Bourboule, et celui-ci guérit. Mais la maladie récidiva plus tard, le malade n'ayant pas assez suivi son traitement.

Nous ferons remarquer, en passant, qu'en général ces irido-choroïdites, chez des individus diathésiques, sont doubles.

M. Denis cite, entre autres cas curieux, celui d'un malade de M. Bazin, un lépreux, qui fut pris d'accidents oculaires et amélioré par le traitement général. Plus loin, il parle de deux cas d'irido-choroïdite, qui auraient été ob-

(1) Denis. Étude sur la nature et le traitement de certaines formes d'irido-choroïdite. Paris, 1873.

servés, l'un par un médecin du Brésil, qui était d'avis que l'on ne devait pas opérer chez les lépreux, de crainte de provoquer l'atrophie de l'œil, comme il l'avait déjà observé; et l'autre d'un malade du Dr Abadie, qui lui avait été envoyé de l'hôpital Saint-Louis à sa Clinique, et chez lequel il fit seulement une paracentèse, convaincu de ce que l'iridectomie n'aurait pas de succès chez un lépreux.

Dans son excellent article du Dictionnaire de Jaccoud, M. Alfred Fournier rapporte des cas d'affections oculaires chez des individus atteints de rhumatisme blennorrhagique, se renouvelant à chaque nouvelle attaque, qu'on pourrait rapprocher comme étiologie de l'irido-choroïdite (1).

Il est rare de voir ces affections avant l'âge de 45 ans. Le rhumatisme et la goutte seraient moins fréquents chez la femme que chez l'homme, raison pour laquelle, chez la première, les affections oculaires d'origine diathésique seraient aussi moins fréquentes que chez l'homme.

Nous ne citons que pour mémoire l'hypothèse de la possibilité de ce que les diathèses cancéreuse ou tuberculeuse puissent donner lieu à des affections oculaires.

VII. A l'époque de la ménapause ou même chez les femmes jeunes, après la suspension de règles, il n'est pas rare de voir une irido-choroïdite ou une iridocyclite, pour ainsi dire métastatique.

VIII. Quant à la syphilis, personne ne songe à lui contester le triste privilége de produire des affections oculaires, parmi lesquelles l'irido-choroïdite est des plus fréquentes. Les observations en sont assez nombreuses. En voici une :

(1) Fournier (Alf.). Article « Blennorrhagie » du Nouveau dictionnaire de médecine et de chirurgie pratiques, vol. V, p. 129.

Obs. XXV.

M. G..., âgé de 44 ans et employé d'administration, souffre, depuis 1872, d'une irido-choroïdite spécifique. Il nous raconte avoir été soigné pendant quelque temps pour la syphilis et que, le 1er avril 1873, il vint pour la première fois consulter M. G..., qui lui prescrivit l'iodure de potassium à l'intérieur et des frictions mercurielles au pourtour de l'orbite et des mouches volantes sur la tempe et à la nuque. Depuis lors, sa vue s'était de beaucoup améliorée, et ses douleurs s'étaient amoindries. Trois mois après avoir commencé le traitement anti-syphilitique il se trouvait mieux. Aujourd'hui, 25 septembre (1), nous l'avons examiné et questionné non-seulement sur les antécédents de sa maladie, mais sur son état actuel. Ses douleurs sont calmées; seulement il nous dit être sujet à des maux de tête de temps en temps.

Le 25 août, M. Galezowski pratique une iridectomie en bas et en dedans de l'œil gauche. Depuis il voit mieux les objets lorsqu'ils sont bien éclairés, mais sans pouvoir se rendre compte de leur forme.

Il a été voir, par recommandation de M. Galezowski, le Dr Fournier, lequel a confirmé le diagnostic et le traitement.

Le 1er novembre, la tension de l'œil gauche était peu diminuée, et il conservait encore assez de sensibilité au toucher, et le malade se défend vivement lorsqu'on approche le doigt de son œil; bien plus encore lorsque nous voulons nous assurer de sa consistance.

La conjonctive est rouge et la chambre antérieure est de beaucoup diminuée. L'humeur aqueuse est un peu trouble, et l'on voit des exsudats sur les bords de la plaie qui circonscrit la nouvelle pupille, aujourd'hui complètement guérie.

L'œil droit est affaibli dans son pouvoir visuel; mais les douleurs ont disparu.

Ce malade nous raconte se porter bien. Du reste, c'est un individu très-fort et d'une grande taille, mais il a demeuré longtemps en Afrique où il a contracté des fièvres. C'est sans doute à cette influence que l'on doit accuser de l'attaque fébrile qu'il a eue huit jours après l'opération, accès qui fut promptement combattu.

L'irido-choroïdite syphilitique a été décrite comme une forme à part, et on lui a signalé, du moins à l'iritis syphi-

(1) 1874.

litique, quelques particularités que nous citerons plus tard, quoique nous pensions qu'elle peut rentrer dans le cadre général de notre description. Mais la syphilis ne donne que très-rarement lieu à l'irido-cyclite ; le plus souvent, c'est l'irido-choroïdite que l'on observe.

IX. La dysménorrhée, l'état puerpéral et les affections dentaires sont autant d'états morbides qui peuvent donner lieu à une irido-choroïdite. M. Denis cite une observation de dysménorrhée (1). Nous donnons plus loin deux observations d'irido-choroïdite puerpérale. Et en voici une d'irido-cyclite, dentaire ou réflexe.

Obs. XXVI.

Il s'agit d'une malade venue de la Bretagne pour consulter M. Galezowski. Elle présentait un abcès de la cornée et une douleur faciale unilatérale très aiguë. Son œil droit était presque perdu. La sensibilité était exagérée dans tout le côté correspondant de la face, dans toutes les branches de la cinquième paire.

Ne trouvant pas la cause de la maladie, ni dans le rhumatisme, ni dans la syphilis, ni dans le traumatisme, etc., on examina sa bouche. Toutes les dents étaient couvertes de tartre. M. Galezowski s'assura de ce que la dernière molaire était très-sensible. Il adressa la malade à un dentiste qui, après lui avoir nettoyé les dents, la renvoya, croyant inutile de lui enlever la dent sensible, qu'il ne croyait pas malade. M. Galezowski fut forcé, après cinq mois d'observation, de renvoyer la malade chez le dentiste en question, qui se décida à lui enlever la dent. Après cette opération, la malade commença à s'améliorer et guérir. Les synéchies postérieures disparurent par les instillations répétées d'atropine, auxquelles la pupille s'était maintenue rebelle avant l'enlèvement de la dent. Tous les phénomènes s'amendèrent petit à petit, et la malade guérit.

X. Toutes les affections oculaires peuvent provoquer une irido-choroïdite ; mais on cite comme causes les plus fréquentes les ophthalmies granuleuses, après un certain

(1) Loc. cit., p. 23.

temps de durée, surtout s'il y a kératite : la choroïdite atrophique, le décollement de la rétine, les cysticerques de cette membrane, etc.

XI. Une forme très-pernicieuse d'irido-choroïdite purulente est celle que l'on rencontre dans la méningite spinale épidémique (Wecker). Elle se compliquerait d'une prolifération étendue des cellules du corps vitré, d'épanchement séreux et sanguin entre la choroïde et la rétine, et, dans quelques cas, elle amènerait la fonte purulente de l'œil (Hirsch, Hulcke, Knapp, Salomon, Jacobi).

XII. Voici ce que dit Mackenzie, à propos des ophthalmies sympathiques : « Chaque fois que je rencontre une ophthalmie sympathique, même au début, je sais que j'ai à combattre une affection, qui, tout légers qu'en soient les symptômes, n'en constitue pas moins une des inflammations les plus dangereuses dont l'œil puisse être frappé. » Elle débuterait, d'après le célèbre ophthalmologiste de Glascow, par la rétine ; mais elle finit par envahir les tissus internes de l'œil, surtout l'iris, le cristallin et le corps vitré, et elle se développe, en général, cinq à six semaines après que l'autre œil a éprouvé une lésion traumatique. Elle se termine le plus souvent, d'après cet auteur, par l'atrophie et l'amaurose de l'œil affecté en dernier lieu, sort auquel n'échappe pas non plus l'œil primitivement atteint. Il est cependant digne de remarque que l'amaurose de l'œil affecté sympathiquement est généralement *plus complète* que celle de l'œil qui a reçu la blessure. La rétine de l'œil blessé est parfois assez sensible, alors que celle de l'autre a cessé d'être impressionnable (1).

Mackenzie rapporte beaucoup de faits curieux et ins-

(1) Mackenzie. Loc. cit., vol. II, p. 119.

ructifs d'ophthalmie sympathique. Il cite, entre autres cas, celui d'un gentleman qui, tirant un coup de fusil, la capsule était venue frapper l'un des yeux, et, après avoir perforé la paupière inférieure, s'était enfoncée dans la sclérotique, déterminant une inflammation interne de l'œil frappé d'abord, puis de l'autre œil. Lorsque Wharton Jones (car ce fut lui qui communiqua le fait à Mackenzie) vit le malade, celui-ci avait l'œil mou et atrophié, et l'autre en voie de le devenir. « Le 16 septembre 1835, poursuit Mackenzie, on jeta méchamment de l'acide sulfurique dans l'œil gauche de Mary Macshaffery, âgée de 26 ans. Il en résulta une destruction totale de la cornée et l'adhérence de la totalité de la paupière supérieure avec les restes du globe de l'œil. Vers la fin de décembre, elle reprit son travail dans un moulin à coton. Il en résulta une attaque intense d'ophthalmitis sympathique de l'œil droit, qui se termina par l'opacité de la cornée, le changement de coloration de l'iris, l'immobilité de la pupille, et une altération telle de la vision, que lors de son admission au *Glascow Eye infirmary*, elle ne pouvait reconnaître les lettres de sa carte d'admission. » Cet auteur écrit encore qu'on a vu un simple coup, un coup de bâton, par exemple, sur un seul œil, affaiblir l'autre sympathiquement. Il pensait également que l'ophthalmitis sympathique pouvait être provoquée par un corps étranger, soit que celui-ci soit extrait sur-le-champ ou après quelques semaines, ou bien qu'il ne soit pas extrait du tout (1).

Les cas dans lesquels il redoutait le plus le développement d'une inflammation réflexe étaient ceux dans lesquels on trouve, outre la plaie de la cornée, de la sclérotique et du bord antérieur de la choroïde, une perte de l'humeur vitrée, déchirure et hernie de l'iris, surtout, disait-il, si à l'époque de la cicatrisation, le malade s'est

(1) Mackenzie, Vol. II, p. 122.

servi trop tôt de son bon œil, s'il y a eu écart de régime, excès de fatigue ou quelque émotion violente (1).

L'époque de l'apparition de l'ophthalmie sympathique n'est pas fixe. Elle varie, d'après les observations de Laurence (2), de Wardrop (3) et de Mackenzie (4), entre cinq semaines et cinq ans après l'accident survenu dans l'œil primitivement malade. Le dernier de ces auteurs accuse l'abus des spiritueux et du tabac, et le travail du fer comme autant de causes prédisposantes de l'ophthalmie sympathique. C'est à cause de cela que « l'inflammation sympathique dégénère quelquefois en la forme arthritique et se montre toujours si rebelle au traitement, ou bien dans la forme scrofuleuse. »

Mais l'une des remarques les plus importantes que l'on trouve dans Mackenzie est la suivante : « Dans l'un des cas traités au *Eye Infirmary*, le Dr Kennedy remarqua que les piqûres faites au pli du bras pour les saignées suppurèrent chez un malade, ce qui l'engagea à rechercher s'il n'y avait pas là quelque affection syphilitique. » MM. Testelin et Warlomont ajoutent que cela explique en partie l'ophthalmitis sympathique qui pourrait bien n'être qu'une variété d'ophthalmitis phlébitique. « Les plaies compliquées d'inflammation de l'iris et de la choroïde, organes très-vasculaires, se présentent très-bien à cette supposition, qui rend compte de plusieurs des particularités de cette affection, et surtout de sa rareté relative. » (T. et W.)

XIII. En parlant des accidents de la convalescence dans sa thèse de concours, M. Rathery cite des observations d'affections oculaires, une d'elles, rapportée par M. Gue-

(1) Mackenzie, II, p. 123.

(2) Laurence. Treatise on the Diseases of the Eye. Londres, 1833, p. 147.

(3) Wardrop. Morbid Anatomy of the Human Eye, vol. I, p. 117, et vol. II, p. 140. Londres, 1818-1819.

(4) Mackenzie. Loc. cit.

neau de Mussy (1), à la suite de la scarlatine ; d'autres, par M. Bouchard (2), qui aurait constaté un grand nombre d'iritis survenant à la période de desquamation de la variole, et sans cause locale d'irritation de l'œil (3). Or, comme la propagation de la phlegmasie de l'iris à la choroïde se fait très-facilement, nous nous croyons autorisé à citer ces cas dans notre étiologie des irido-choroïdites.

Obs. XXVII (personnelle). — Irido-choroïdite spécifique droite. — Traitement général antisyphilitique. — Iridectomie. — Amélioration très-notable.

Madame M., 50 ans, est mariée et demeure au n° 14 de la rue l'A., à la Chapelle.

Il y a deux ans qu'elle a contracté la syphilis et un an seulement qu'elle se plaint de ses accidents oculaires. Elle a commencé par avoir de l'affaiblissement de la vue, voir des points noirs et avoir des douleurs très-aiguës dans le globe et dans le pourtour de l'œil droit et dans la tempe du même côté. En même temps, elle avait les yeux très-rouges et beaucoup de larmoiement. Quatre mois après, la vue disparaissait tout à fait, et les douleurs avaient atteint leur maximum d'intensité.

Aujourd'hui, elle présente une rougeur très-accusée de la conjonctive oculaire, et de la palpébrale et du larmoiement. L'iris est très-décoloré et tombé en avant. Des synéchies postérieures très-serrées. Le champ pupillaire est complètement restreint et obstrué par des exsudations nombreuses. La chambre antérieure est presque effacée.

L'œil est très-mou et très-sensible à la pression.

Absence complète de phosphène.

Douleurs péri-orbitaires très aiguës, quoiqu'elles aient diminué, depuis six mois qu'elle a été opérée par M. P., à Lariboisière (iridectomie).

La vision n'est cependant pas absolument perdue, car, en lui cachant l'œil gauche et en passant la main de haut en bas et de droite à gauche devant son œil, elle voit l'ombre du corps qu'on promène devant son œil.

Pendant quelque temps elle a pris de l'iodure de potassium et des pilules de proto-iodure de mercure ; mais il y a longtemps qu'elle a négligé son traitement.

(1) Guéneau de Mussy. Clin. méd., p. 568 et suiv.
(2) Bouchard. Comptes rendus de la Société de biologie, octobre 1870.
(3) Rathéry. Des accidents de la convalescence (Thèse de concours, 1875).

Elle voit encore un peu la flamme d'une lampe placée devant elle; mais si l'on promène cette lampe en diverses directions, on voit que le champ visuel périphérique est plus conservé que la vision centrale, ce qui s'explique par la présence d'exsudations, surtout au centre du champ pupillaire, très-restreint déjà par la constriction de son sphincter et ses adhérences postérieures.

L'opération pratiquée par M. P., et dont la malade porte les traces, a été une pupille artificielle; mais les bords de la plaie, très-resserrés, se confondent tellement et sont tellement cachés par l'exsudation, qu'il faut regarder de près pour reconnaître l'endroit où l'opération a été pratiquée, car l'iris lui-même est très-décoloré et semble se confondre avec le reste des exsudations.

Il y a quinze jours qu'elle porte un orgeolet sur le bord libre de la paupière supérieure, tout près de l'angle externe de l'œil, qui est sans doute cause de la rougeur de la conjonctive et du larmoiement qu'on observe chez cette malade.

Prescription : 1° Onguent napolitain, 40 grammes, divisés en 10 paquets pour se frictionner tous les soirs alternativement les différentes parties du corps avec un de ces paquets ;

2° Iodure de potassium,	15	grammes.
Sirop de gentiane,	100	—
Eau distillée	200	—

prendre une cuillerée avant chaque repas.

3° Sulfate neutre d'atropine,	0 gr. 02
Eau distillée	10 gr.

pour instiller une goutte dans l'œil trois fois par jour.

24 octobre 1684. *Iridectomie*. Amélioration assez notable.

Obs. XXVIII (personnelle).

M. B., âgé de 63 ans, marchand de vins, demeurant rue de S., n° 10, à Belleville, a eu il y a huit ans une iritis spécifique du côté gauche, qui a été soignée, dit-il, par des cautérisations et une pommade mercurielle. Pendant quelque temps, il a conservé une céphalagie opiniâtre, plus gravative du côté de la tempe de l'œil malade. Parfois sa tête lui semblait tinter comme une cloche. Peu à peu, sa vue s'est affaiblie considérablement. Ce malade est goutteux, et, à 19 ans, a eu des douleurs très-fortes dans les jointures. Vers cette époque, il a contracté la syphilis, qui a paru céder au traitement mercuriel, et dernièrement, on lui a encore conseillé de prendre l'iodure de potassium.

Nous l'avons vu pour la première fois à la Clinique, le 20 septembre 1874, et voici son état actuel. Sa vue est trouble, et il a des douleurs atroces dans la journée, surtout le matin. Lorsqu'il marche, il nous dit sentir comme un roulement de tambour dans la tête, qui l'a forcé plusieurs fois à se mettre des petits vésicatoires volants.

La sclérotique est normale des deux côtés, et on n'y voit qu'une petite injection anormale.

La cornée est un peu bombée dans l'œil gauche, mais la chambre antérieure est diminuée, à cause de la projection de l'iris en avant. Celui-ci est gonflé et seulement retenu en arrière par son bord interne. La coloration est presque normale.

L'humeur aqueuse n'est pas trouble, mais la pupille est très-rétrécie et irrégulière. Elle est le siége d'une petite exsudation, qui s'étend presque derrière son bord postérieur et paraît s'insinuer sous l'iris, ce qu'on peut constater en faisant regarder le malade en dedans et en bas.

La *chambre antérieure de l'œil droit* est moins diminuée, mais la pupille est irrégulière et très-rétrécie, présentant à son centre une tache exsudave, qui anéantit presque la vision centrale. Cette pupille est tellement obtruée, qu à peine s il en reste un point noir en haut et en dehors. L'iris ne presente pas sa surface lisse et unie que l'on observe à l'état normal, et il est un peu décoloré.

En examinant avec une bougie, on voit que, malgré son obstruction pupillaire le *champ visuel périphérique est conservé* et que *la vision centrale n'est pas tout à fait perdue,* puisque le malade suit la flamme de la bougie dans toutes les directions.

Les *phosphènes* externe et interne sont conservés dans les deux yeux, mais les supérieur et inférieur font défaut.

Enfin la *consistance* de l'œil est diminuée des deux côtés, mais elle l'est davantage à gauche.

A la *pression* les deux yeux sont également sensibles, et les douleurs qu'elle réveille sont excessivement vives.

20 *octobre*. — Iridectomie côté gauche.

Le 22. — Pupille artificielle de côté droit. — Nous trouvons une exsudation très-large sur la pupille en forme de fausse membrane.

4 gouttes d'atropine par jour.

Continuation de son traitement général par l'iodure de potassium. Les résultats jusqu'à présent sont satisfaisants. Mais le malade continue en observation.

Diagnostic et pronostic.

Dans le diagnostic des irido-choroïdites, nous avons à élucider trois points :

1° Y a-t-il irido-choroïdite proprement dite, ou irido-cyclite ?

2° La maladie étant reconnue, a-t-elle commencé par l'iris ou par la choroïde ?

3° Diagnostic différentiel entre les irido-choroïdites, l'iritis et le glaucome.

I. *Irido-choroïdite* et *irido-cyclite*. — Rien n'est plus difficile que de faire un diagnostic entre l'irido-choroïdite et l'irido-cyclite. Presque tous les auteurs confondent ces deux maladies, et on n'est pas encore parvenu à bien délimiter l'irido-cyclite. En général, quand une pupille est oblitérée par des exsudations, il se produit une gêne, une stase veineuse intra-oculaire, et on dit qu'il y a irido-choroïdite. C'est ainsi que de Graefe lui-même a décrit une irido-choroïdite glaucomateuse, etc. Aujourd'hui l'on sait, et cet opthalmologiste le savait aussi dans ses derniers jours, que le glaucome n'est qu'une choroïdite sans accompagnement d'aucune phlegmasie de l'iris, lequel présente au contraire des caractères tout à fait opposés à ceux qu'il offre dans les cas d'irido-choroïdite, c'est-à-dire absence d'adhérences, coloration normale, relâchement du sphincter pupillaire (mydriase), etc. Ce n'est qu'en étudiant avec soin la tension de l'œil qu'on pourrait formuler un diagnostic exact, et à ce point de vue la tonométrie est appelée à rendre de grands services.

L'irido-cyclite a pour attribut principal d'être cause d'une perturbation nutritive de l'œil ; la tension de celui-ci est amoindrie, tandis que, dans l'irido-choroïdite, elle n'est pas diminuée; elle est, au contraire, très-souvent augmentée. C'est ainsi qu'une blessure du corps ciliaire amènera une irido-cyclite, et à la suite une atrophie de l'œil, tandis qu'une blessure de la choroïde offrira moins de dangers à cet égard. Dans un œil atteint d'irido-choroïdite postérieure la choroïde sera altérée, il y aura destruction du pigment, des synéchies postérieures, etc. ; mais l'œil n'aura pas la moindre tendance à l'atrophie tant que le corps ciliaire ne sera pas atteint dans ses fonctions de présider à la nutrition de l'œil. Le point de départ pour l'établissement du diagnostic entre l'irido-choroïdite et l'irido-cyclite devra donc être la densité plus ou moins grande de l'œil, l'altération de sa nutrition, et surtout la douleur symétrique dans le cercle ciliaire des deux côtés, lorsqu'il s'agit d'une irido-cyclite sympathique, ou d'un seul côté dans les autres formes, bien entendu lorsqu'elle n'est pas double. Dans l'irido-choroïdite, au contraire, il y aura épanchement de sérosité dans certains cas, de lymphe plastique dans d'autres cas, qui aura des tendances à l'augmentation de la densité du globe. L'inflammation du cercle ciliaire amène presque forcément l'atrophie de l'œil; c'est ce qui constitue la plus grande gravité de l'irido-cyclite sur l'irido-choroïdite, et c'est pourquoi la présence d'un corps étranger dans la majorité des cas amène l'atrophie de l'œil lorsqu'il est implanté près du cercle ciliaire, comme dans les cas que nous avons cités d'irido-cyclite par enkystement du cristallin près du cercle ciliaire, après l'opération de la cataracte par la méthode de l'abaissement, ou bien lorsque c'est un corps étranger venant de dehors, tel que les projectiles de guerre. M. Galezowski a donné des soins à un capitaine de vaisseau chez lequel un éclat de capsule avait amené une iritis grave. Cependant il y avait encore possibilité d'éclairer le fond de l'œil, et, au moyen de l'ophthalmoscope on y constatait la présence d'une tache blanche. Il y avait en même temps une petite plaie près du bord cornéal. La maladie devint tellement grave, que l'on craignait la propagation de la phlegmasie au côté opposé, et on fut forcé d'enlever l'œil. L'autopsie montra que le projectile était logé dans la rétine prés de la macula. Il n'y eut, pendant la vie, pas la moindre menace de cyclite, et on ne trouva rien non plus dans le cercle ciliaire qui avait échappé au projectile ; pas la moindre altération dans la nutrition de l'œil.

Lorsque celui-ci sera mou, nous pourrons être sûr qu'il y a irido-cyclite, surtout si l'on trouve quelques-uns des autres signes propres à cette phlegmasie, au premier rang desquels nous plaçons la douleur persistante au niveau du cercle ciliaire.

L'irido-cyclite sympathique se produit par l'irritation persistante des nerfs ciliaires, et cette forme d'irido-cyclite se rencontre très-souvent. L'irido-choroïdite sympathique est rare.

La syphilis donne rarement lieu à une irido-cyclite ; le plus souvent elle produit une irido-choroïdite. Il en est de même du rhumatisme.

Par contre, le décollement de la rétine donne très-souvent lieu à l'irido-cyclite, toujours par irritation du cercle ciliaire. En effet, rien de plus fréquent que de voir se produire une iritis ou une cyclite chez un individu qui est porteur d'un décollement de la rétine. Quand on étudie le mécanisme de beaucoup de décollements, on comprend facilement que celui-ci, siégeant le plus souvent près du cercle ciliaire, cet organe finisse par s'irriter à la longue et que l'irritation se propage à l'iris. Il y aura alors irido-cyclite, suivie de tout son cortége de symptômes. La nutrition de l'œil sera compromise. L'humeur aqueuse ne se reproduit plus, ou bien est remplacée par un liquide qui ne sert plus à la nutrition. Cette irido-cyclite n'est pas fréquente, mais elle constitue une des formes les plus graves, avec symptômes très-violents, injection périkératique, larmoiement, douleurs très-vives, synéchies postérieures, exsudats et phénomènes de purulence qui exigent l'énucléation.

II. *Début par l'iris ou par la choroïde.* — Lorsque c'est la choroïde qui a été primitivement atteinte par la phlegmasie, le malade a commencé par avoir des troubles considérables de la vision, se manifestant par des opacités du corps vitré, affaiblissement graduel et perte de la vue ; quelquefois même par les symptômes les plus accusés d'un décollement rétinien et difficulté d'éclairer le fond de l'œil. Le cristallin lui-même s'opacifie très-souvent avant que l'iris ne soit malade. Cela se voit surtout dans les cas d'irido-choroïdite syphilitique. En même temps, on remarquera que l'iris présente une surface polie et presque normale, ce qui prouve qu'il n'a pris que secondairement part aux graves désordres de la choroïde ou du cercle ciliaire. Du reste, comme le dit M. Meyer, la marche de cette iritis est insidieuse.

Mais tout autre est le cadre symptomatologique lorsque la phlegmasie a débuté par l'iris. Cette membrane accuse les traces de lésions anciennes. Si nous interrogeons le malade, celui-ci nous dira qu'il avait déjà eu plusieurs poussées successives d'iritis avant de perdre complètement la vision, même avant que les opacités du corps vitré ne se fussent manifestées. En examinant l'iris, on le trouvera décoloré, terne, présentant des bosselures par places, aminci, parfois tellement atrophié, que si l'on vient à pratiquer l'iridectomie, il se déchire facilement en le saisissant avec des pinces, alors que du côté de la choroïde les symptômes seront moins accusés, le malade pouvant encore percevoir l'ombre des objets. La lentille participe peu aux désordres, et ce n'est qu'à la longue et lorsque la maladie est très-avancée qu'elle s'opacifie. Enfin, les synéchies postérieures se seront présentées tout d'abord, et à leur suite des nombreux exsudats se seront tour à tour déposés sur le champ pupillaire jusqu'à l'obstruer en partie ou en totalité. Mais le cristallin aura été tiraillé de bonne heure et attiré en avant, si les adhérences ont été assez solides, et le passage entre les deux chambres aura été intercepté dans les premiers temps de la maladie, produisant ainsi le bombement de l'iris, son amincissement et son atrophie. De plus, les douleurs ont dû être moins vives dans les commencements, ce qui est tout le contraire lorsque la phlegmasie débute par le segment antérieur de la choroïde, où les douleurs deviennent atroces de bonne heure, les névralgies orbitaires et périorbitaires tellement accusées, que le malade ne dort plus la nuit et le jour. Dans l'iritis, il est vrai, la douleur est vive, mais elle n'a rien de semblable à celle qui est produite par l'inflammation des parties antérieures de la choroïde, où le moindre attouchement du globe réveille une sensibilité extrême.

M. Wecker (1) donne les trois signes suivants comme étant essentiels et pouvant guider dans la recherche du diagnostic, lorsque la maladie a débuté par la choroïde :

1° Une conservation de l'intégrité du tissu de l'iris en disproportion avec les troubles fonctionnels de l'œil;

2° La présence très-fréquente d'opacités dans le cristallin, sans même que l'iris soit devenu le siége d'une exsudation abondante;

3° La diminution notable de l'acuité de la vision centrale ou la perte absolue d'une partie du champ visuel (lorsqu'il s'est fait un décollement rétinien), ce qui est bien moins fréquent si la maladie provient de l'iris, au-

(1) Loc. cit., t. I, p. 404.

quel cas, à la vérité, le champ visuel se rétrécit, mais sans troubler aussi considérablement la vision centrale.

III. *Iritis.* — *Glaucome.* — On distinguera une irido-choroïdite d'une simple *iritis*, à part ce que nous avons dit de l'opinion de M. Cusco et de la nôtre, à propos de la difficulté qu'il y aurait à admettre l'existence d'une véritable iritis avec synéchies postérieures, franche (c'est-à-dire sans complication choroïdienne), en ce que dans l'iritis la consistance de l'œil n'est pas ni augmentée, ni diminuée, et le globe n'est ni plus dur, ni plus mou qu'à l'état normal; l'iris restera en place, c'est-à-dire qu'il ne sera pas repulsé en avant par l'accumulation de l'humeur aqueuse, sur laquelle nous avons tant insisté en parlant de l'irido-choroïdite. Il y aura des adhérences, mais elles ne seront pas aussi complètes que dans le cas d'irido-choroïdite et par suite la pupille se laissera dilater, quoique d'une façon irrégulière. Le champ pupillaire n'étant pas obstrué complètement, la communication entre les deux chambres sera possible, et par suite l'humeur aqueuse n'aura pas de raison pour devenir trouble. La douleur sera beaucoup moins accentuée dans l'iritis, et jamais le malade ne fera les mouvements brusques avec sa tête que l'on observe à l'approche de ceux qui sont atteints d'irido-choroïdite. Enfin le champ visuel, ainsi que la plus grande partie de l'acuité visuelle seront conservées.

Quant au *glaucome*, il est bien plus difficile encore de le confondre avec l'irido-choroïdite, à moins que ce ne soit l'irido-choroïdite séreuse. Dans le glaucome, il n'y a pas de phénomènes phlegmasiques du côté de l'iris; celui-ci ne présente pas, il est vrai, de coloration normale, mais il n'est pas bombé, et la pupille est très-dilatée et immobile; il n'y a pas de synéchies postérieures; la chambre antérieure n'est presque pas troublée, quoiqu'il y ait soulèvement de l'épithélium cornéal, et il n'y a pas non plus d'opacités cristalliniennes. De plus, l'œil est très-dur (on l'a comparé à une bille d'ivoire) et très-augmenté de volume, et les symptômes initiaux, leur apparition brusque, le phénomène de l'arc-en-ciel que perçoit le malade, le différencient assez bien de l'irido-choroïdite. Enfin, quoique ceci ne soit pas toujours possible de constater à l'ophthalmoscope, on observe l'excavation dans le glaucome, signe qui ne s'observe que très-rarement dans l'irido-choroïdite séreuse.

Le *pronostic* des irido-choroïdites découle de ce que nous avons dit dans leur description, et nous pensons dire assez en disant que l'irido-chorodite est une maladie très-grave et très-sujette à récidives. L'irido-cyclite est pour nous la plus redoutable de toutes ces formes. Celle qui reconnaît pour cause la syphilis, est la plus facile à arrêter dans la marche ; mais elle est sous la dépendance du traitement général.

Cooper, Wenzel, Desmares, Sichel, rapportent des faits de cataractes spontanées ou traumatiques qui peuvent subir après de longues années une métamorphose régressive et se transformer en une masse graisseuse et calcaire et qui deviennent, sous l'influence de ce travail, blanches, crétacées, pierreuses, prenant parfois la forme d'une coque pourvue d'une cavité (*cataracte siliqueuse*). M. Galezowski ajoute que cette forme de cataracte s'accompagne souvent de très-graves désordres dans les membranes de l'œil, et qu'*elle se manifeste consécutivement à des irido-choroïdites traumatiques*, « *glaucomateuses*, » ou *après un décollement de la choroïde et de la rétine*. Ce même auteur rapporte à ce propos une observation d'un malade de M. Richet, qui était couché au n° 11 de la salle Saint-Côme de l'Hôtel-Dieu (juin 1867) (1).

(1) Galezowski. Loc. cit., p. 419.

Appendice au diagnostic.

Nous avons dit que nous n'admettions que les trois formes d'irido-choroïdite que nous avons essayé de décrire, nous basant, purement et simplement, sur le fait anatomique, rejetant comme sortant du cadre de notre sujet toute division d'après l'étiologie. Cependant il nous semble que le moment est venu, à propos du diagnostic, de dire un mot sur l'irido-choroïdite qui reconnaît pour cause la syphilis.

Le fait le plus ordinaire serait le début par la choroïde, mais il est bien rare, comme le fait remarquer M. le professeur Gosselin (1), que la rétine ne participe en même temps à la maladie et que celle-ci ne débute en un mot par une véritable chorio-rétinite. On y trouvera, en effet, tous les signes, c'est-à-dire des exsudats blanchâtres qui déplacent le pigment de la choroïde sous forme de petites taches à contour foncé qui séparent les unes des autres lorsqu'elles sont réunies en groupe; à côté de celles-ci on observe d'autres taches plus foncées ou rougeâtres, auxquelles on a voulu trouver une ressemblance avec des taches cuivrées des téguments externes. Dans cette forme rarement il y a iritis au début, mais on observe dans quelques cas des dépôts pigmentaires sur la capsule. C'est dans la période de transition (entre la secondaire et la tertiaire) que l'on observerait l'apparition de ces phénomènes oculaires; et ils affectent une marche lente, avec tendance aux récidives dès que le traitement général est négligé. Les malades se plaignent d'avoir un brouillard, une toile d'araignée (Galezowski) devant les yeux. La gêne pour l'appréciation des couleurs se rencontrerait plutôt dans la rétinite pigmen-

(1) Leçons recueillies par nous et publiées dans le Recueil d'ophthalmologie de M. Galezowski, avril 1874.

taire consécutive à la lésion des vaisseaux (Denis), de sorte que, quoiqu'on la rencontre souvent dans la chorio-rétinite syphilitique, elle ne confirme en rien la spécificité.

Quelquefois la syphilis attaque d'abord l'iris, et de là elle se transporte à la choroïde. Sichel a donné comme signe de l'iritis syphilitique une coloration cuivrée du petit cercle de l'iris, signe qui n'est pas admis par tous les auteurs, et on s'accorde plutôt à donner une plus grande importance au gonflement irrégulier de certaines parties de l'iris qui se vascularise et présente une coloration jaunâtre, et par places de petites saillies sous forme de petites tumeurs connues sous le nom de *végétations* et plus souvent encore par celui de *condylomes*, signe qui à lui seul et à défaut d'antécédents spécifiques sert dans bien des cas à diagnostiquer l'iritis ou l'irido-choroïdite syphilitique, car ils siégent de préférence à la partie interne et supérieure du diaphragme, ce qui a conduit Beer à signaler le déplacement de la pupille en haut et en dedans (Denis). La marche de cette forme est lente, comme toutes les affections oculaires de nature syphilitique, mais l'iris et la choroïde peuvent devenir le siége d'une atrophie progressive. L'appareil ciliaire lui-même sera atteint et la nutrition de l'œil compromise, d'où la formation d'exsudats, les synéchies postérieures, etc., en un mot une irido-choroïdite syphilitique. MM. Galezowski et Meillac ont démontré que l'iritis syphilitique ne donne pas lieu à des synéchies postérieures dans la plupart des cas. L'iritis ou l'irido-choroïdite séreuse de nature syphilitique seraient rares pour Denis; c'est plutôt la forme plastique qu'on observe, contrairement à l'opinion de Carion, qui donne comme règle la cyclite séreuse. De Graefe a signalé des scotomes du champ visuel.

Au total l'irido-choroïdite syphilitique ne présente comme attributs propres à elle que les petits condylômes dont nous avons parlé et peut-être les dépôts pigmentaires. Quant aux signes fonctionnels, ils sont à peu près les mêmes que dans les autres formes d'irido-choroïde, les douleurs nocturnes s'observant aussi bien dans une forme que dans une autre.

L'irido-choroïdite syphilitique est tantôt double, tantôt monoculaire; elle serait double pour Meillac, et, chose importante à remarquer, dans quelques cas, l'affection débute d'un côté par l'iris, tandis que dans l'autre c'est par les membranes postérieures de l'œil que la maladie commence.

Quant aux formes rhumatismales, blennorrhagiques, goutteuses, arthritiques, de la lèpre, etc., qui ont été tour à tour signalées, nous ne trouvons rien de spécial à indiquer pour le diagnostic, et nous renvoyons aux travaux de Gueneau de Mussy (1), de Fournier (2), de Wecker (3), de Bazin (4), Lamblin (5), Denis (6), etc.

Mais nous dirons un mot de celle qu'on est convenu d'appeler *forme puerpérale*. Le Dr Galezowki a publié récemment dans son Journal d'ophthalmologie (oct. 1874) l'intéressante observation suivante d'irido-choroïde survenue chez une femme en état puerpéral.

Obs. XXIX.

Madame R..... âgée de 27 ans, demeurant à Paris, vint me consulter le 18 juin 1874 pour l'œil gauche dont la vue s'est totalement perdue il y a quelques mois, sans douleurs, ni inflammation, dans l'espace de douze heures, deux mois après ses couches; la malade avait accouché le 14 octobre 1873 pour la cinquième fois. Elle est restée en couches pendant trois jours; l'enfant s'était présenté par les pieds, et la sage-femme a retiré

(1) Union médicale, 9 janvier 1873.
(2) Dictionn. de Jaccoud, article « Blennorhagie. »
(3) Traité des maladies des yeux.
(4) Leçons sur les affections cutanées artificielles. Paris, 1862.
(5-6) Thèses de Paris, 1871-1873.

l'enfant mort. Le grossesse fut assez régulière, quoique avec des douleurs fortes dans les aines. A la suite des couches, elle a eu la fièvre puerpérale très-intense ; pendant cinq mois elle a vomi, elle a eu la jambe droite enflée et endolorie (*phlegmatia alba dolens*) et encore actuellement le pied enfle souvent. Aujourd'hui les règles sont revenues. Elle transpire beaucoup et vomit le sang de temps en temps.

Ses phénomènes oculaires ne commencèrent que le 14 juin, par des douleurs très-vives dans l'œil, et lorsque la malade s'est présentée à la consultation nous avons pu constater des signes d'irido-choroïdite avec synéchies postérieures, rougeur périkératique, dureté du globe oculaire, et au fond de l'œil on voyait une tache blanche grisâtre, uniforme, avec un léger reflet en bas et en dehors. Les douleurs périorbitaires sont très-intenses, elles reviennent par crises tous les soirs. Les sangsues, le sulfate de quinine et l'iodure de potassium calment un peu ces symptômes, mais elle ne distingue pas le jour de la nuit. L'autre œil est complètement sain.

Cette observation vient s'ajouter à celles déjà connues de Hall et Higginbotton (1) sur les ophthalmies phlébitiques des femmes en couches, ce qui amènerait, d'après ces auteurs, une terminaison fatale. Dans la malade de M. Galezowski comme dans les observations des auteurs que nous venons de nommer, ainsi que dans d'autres cas d'ophthalmies puerpérales cités par Brown et par Lee, on peut remarquer que le point de départ de l'affection oculaire a été le transport du pus des veines utérines atteintes de phlébite suppurative aux vaisseaux de l'œil (2). Pour Brown et pour Lee, les phénomènes oculaires s'observent du troisième au trentième jour après la délivrance, et leur issue fatale trouverait sa raison d'être dans l'infection purulente généralisée. Weber, comme on le voit ailleurs, pense qu'il suffit de deux jours pour qu'après une embolie il y ait des productions métastatiques. Mais chez la malade

(1) Mackenzie. Loc. cit., vol. II, p. 94.

(2) Knapp et Weber, qui se sont occupés de ces sortes de métastases, pensent que c'est par embolie des vaisseaux de l'œil qu'elles ont lieu. (Voir l'Anat. pathol.)

de M. Galezowski, les symptômes fébriles se sont peu à peu calmés, et l'œil ne s'est perdu que vers la période de convalescence. Ce professeur fait précéder l'observation ci-dessus par quelques réflexions. Il pense que l'irido-choroïdite puerpérale est rare, et qu'elle ne se développe qu'à la suite d'infection purulente grave, chez les femmes qui ont eu des névrites ou des péritonites graves, la *phlegmatia alba dolens*, etc. Elle se déclarerait d'une manière subite. « L'iris, dès le début, dit-il, devient foncé et la *pupille dilatée*, irrégulière et immobile..... » La pupille reflète dès le début une teinte blanche qui vient du fond de l'œil, et à l'éclairage direct ou à l'image renversée, on ne peut point éclairer le fond de l'œil. — « Mais, ajoute-t-il, il arrive quelquefois que cette choroïdite est accompagnée de douleurs périorbitaires très-intenses, qui viennent par crises et se renouvellent à des époques fixes, » comme le prouve l'observation que nous avons donnée.

Nous n'insistons pas davantage sur les formes d'irido-choroïdite. Nous avons cité une thèse qui a été faite sur les diverses formes d'irido-choroïdite : mais nous répétons que nous ne pensons pas que le dernier mot ait été prononcé ni sur la nature, ni sur le traitement, ni sur l'histoire des irido-choroïdites, et nous ne faisons qu'apporter ici quelques documents pour contribuer à l'étude de la grave maladie qui nous occupe.

De la tonométrie et des tonomètres

Le 5 septembre 1863, dans l'Assemblée d'ophthalmologues de Heidelberg, Donders présenta un instrument destiné à mesurer la tension du globe oculaire, qu'il proposa d'appeler tonomètre ou ophthalmotonomètre. Presque en même temps, de Graefe avait fait construire un instrument avec le même but.

Donders et Harmer, qui se chargea des détails de la construction, imaginèrent de construire un cadran sur lequel une aiguille indiquait en degrés la tension du globe. Le nombre de degrés indiquait jusqu'à quelle profondeur un petit bouton est poussé dans la sclérotique par une force déterminée consistant dans la résistance d'un ressort. Les degrés indiqués par l'aiguille correspondaient aux valeurs de tension manométrique du corps vitré, et dans ce but, en remplissant d'eau un œil sous des pressions manométriques continuellement indiquées, on obtenait sur le tonomètre, à chaque pression, les degrés correspondants de la tension de l'œil. Cet instrument permettait d'obtenir sur une échelle empirique des tensions manométriques, que l'on peut faire graver sur l'instrument même et déterminer la tension intra-oculaire hydrostatique du globe de l'œil normal et anormal, ainsi que sous différentes conditions physiologiques de convergence des axes optiques. L'avantage de l'application est de ne pas être douloureuse et de pouvoir être souvent appliquée. Mais le même Donders reconnaissait dans cette séance le manque de précision de son instrument, car les frictions étant trop grandes, elles nuisaient à l'exactitude des résultats. A l'aide d'une balance chimique, on a remarqué que, par la pression augmentée peu à peu sur le petit bouton, l'aiguille avançait par des petites secousses, au lieu de suivre une marche régulière. Tenant compte de la modification des résultats par les rayons de courbure de la sclérotique au point où le bouton est appliqué, Donders fit construire un second instrument destiné à déterminer le rayon de courbure à chaque point accessible de la sclérotique, sans que l'on exerce la moindre pression.

Henri Dor fit aussi construire, après, un nouvel instrument, sans avantage sur celui de Donders. Cependant il démontra à l'aide de son appareil que la tension normale de l'œil correspond à 27 ou 28 grammes de tonomètre (40 à 50 millimètres de mercure).

Tout récemment, le Dr Monnik, d'Utrecht, a fait construire un autre instrument qui paraît offrir des avantages plus sérieux à cause de sa plus grande précision. Nous nous sommes adressé il y a quelques mois à Verlaan, fabricant d'Utrecht, pour en avoir un, et nous croyons être des premiers, sinon le premier, qui le possédions à Paris. Mais il nous a fallu plusieurs mois avant de le recevoir, car il a dû être construit exprès pour nous. Malheureusement, nous l'avons reçu beaucoup trop tard, et nous ne pouvons pas nous prononcer aujourd'hui sur sa valeur, qui sera l'objet d'un travail ultérieur ; car nous nous proposons de l'appliquer aux divers cas d'altération commençante dans la tension de l'œil dans l'irido-choroïdite, le glaucome, etc., la palpation n'étant qu'un moyen infidèle.

Voici de quoi se compose le tonomètre. Le mécanisme est représenté dans la figure 2 ; il est contenu dans une boîte en métal blanc, dont le couvercle contient le cadran (fig. 3) ; un verre de montre protége celui-ci contre l'air extérieur et permet de voir les aiguilles destinées à marquer sur le cadran le degré de pression. Les tiges *b*, *c* et *f* sont terminées par des petits boutons en ivoire et les deux premières appuient sur le globe de l'œil soumis à l'expérience. Quant au cadran, il présente deux rangées de divisions d'un dixième de millimètre, dont l'interne représente des grammes, de sorte que chaque division de dixième de millimètre équivaut à un gramme. L'instrument étant appliqué par les boutons des tiges *b*, *c* et *f*, quel que soit le degré de tension de l'œil, la tige *f* produit une dépression sur la sclérotique, dépression qui requiert une force traduite par la tige *a* en grammes sur le cadran.

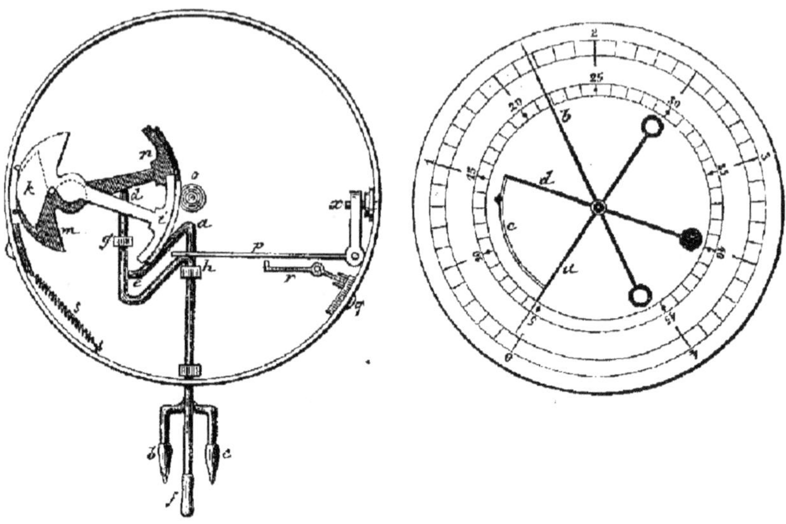

Fig. 2.
Tonomètre de Monnik.

Fig. 3.
Cadran du tonomètre de Monnik

Or, tenant compte de ce que la tension normale de l'œil ne dépasse de 27 à 28 grammes de tonomètre, on peut déterminer si elle est augmentée ou diminuée dans un œil malade.

Bowman distingue neuf degrés de tension qu'il désigne par la lettre T suivie des nombres qui démontrent le degré d'augmentation de la tension. La diminution de pression est indiquée par la lettre T suivie ou précédée du signe. —. Exemples :

T. N. Tension normale.
T. 1. Premier degré de tension, ou augmentation légère.
T. 2. Second degré, ou tension considérable.
T. 3. Troisième degré, ou tension extrême.
T. 1? Doute sur l'augmentation de tension.
— T. 1? Doute sur la diminution de la tension.
— T. 1. Premier degré de diminution de la tension.
— T. 2. Second degré de diminution de la tension.
— T. 3. Troisième degré de diminution de la tension.

Comme on le voit, la tonométrie est appelée à rendre des grands services dans l'étude des maladies des yeux.

DONDERS. Klinische Monatsblatter fur Augenheilkunde. — Analysé par le Dr Wecker de Paris in *Ann. d'Ocul.* 1864, t. LI, p. 264.

DOR. Présentation d'un instrument pour mesurer la tension oculaire. (Compte-rendu du Congrès ophthalmologique. Paris 1868, p. 161).

BOWMAN. Sur les affections glaucomateuses et leur traitement par l'iridectomie. (*Ann. d'ocul.*, 1863, t. XLIX, p. 241; et *British Medical Journal*, 1862, vol. II, p. 378).

GALEZOWSKI. Loc. cit., p. 696.

Traitement.

L'irido-choroïdite est une des affections les plus graves dont l'œil puisse être atteint, et en commençant ce chapitre nous nous trouvons en présence d'une grave difficulté, je veux parler de l'impuissance thérapeutique pour combattre cette maladie. Nous ne pouvons pas faire du traitement un article de discussion qui à lui seul suffirait à faire une thèse; mais nous ferons un exposé aussi succinct que possible des moyens les plus en vogue, et nous insisterons sur ceux qui nous semblent mériter la préférence.

Nous n'avons pas grande confiance dans le traitement médical; celui-ci appartient plutôt à la période simple d'iritis ou de choroïdite, mais, lorsque le corps vitré est rempli de flocons et l'iris adhérent à la capsule, le traitement médical ne peut marcher qu'avec le chirurgical. L'un et l'autre doivent être employés simultanément dans la plupart de cas d'irido-choroïdite avec synéchies postérieures et obstruction pupillaire. Voici cependant ce que nous conseillons.

Dans l'*irido-choroïdite plastique*, lors de la période aiguë, on pourrait avoir recours aux antiphlogistiques; 6 à 12 sangsues à la tempe correspondante ou derrière l'oreille; et, à l'instar de M. Wecker qui le conseille dans l'iritis plastique, on pourrait administrer une forte dose de morphine, non-seulement dans le but de calmer les douleurs, mais dans celui de favoriser le sommeil. En même temps, on appliquera, comme le conseille M. Galezowski, des compresses imbibées dans une solution chaude de belladone et de jusquiame renouvelées à plusieurs reprises dans la journée, afin de les conserver chaudes. (Extr. de bell., 3 gr.; de jusq., 2 gr. pour 200 gr. d'eau). Nous avons vu employer très-souvent à la Clinique les frictions mercurielles belladonées et les malades s'en sont bien trouvés. MM. Wecker et Meyer les conseillent également, en y ajoutant les transpirations prolongées.

Dans l'*irido-choroïdite séreuse* au début, on a conseillé les dérivatifs (comme dans l'iritis séreuse) par l'intestin, les diurétiques, les diaphorétiques, etc., moyens que nous ne pensons pas qui soient de grande utilité dans une affection que lorsqu'elle se révèle, elle a déjà fait beaucoup trop de chemin pour revenir en arrière par des moyens aussi peu directs. On a également recommandé le tartre stibié et l'iodure de potassium. M. Wecker conseille, au moment des poussées aiguës, des déplétions sanguines au moyen de la sangsue artificielle. Il serait peut-être plus efficace d'employer de larges vésicatoires, des cautères ou des sétons à la nuque; mais l'on devra craindre ces moyens chez les personnes trop délicates, comme les femmes ou les enfants, chez lesquelles ils pourraient produire des eczémas ou une irritation quelconque de la peau. Lorsque l'irido-choroïdite séreuse prend les caractères de la forme plastique, on devra lui appliquer le traitement indiqué pour cette forme. — L'hypopion, s'il y en avait un, devra être combattu par la paracentèse.

L'*irido-choroïdite syphilitique* devra être traitée comme la syphilis en général, en y ajoutant le traitement local de l'irido-choroïdite. On y ajoutera un diaphorétique pour aider à l'élimination du mercure, et des douches de vapeur.

Dans toute irido-choroïdite, on surveillera l'état général du malade et l'on tachera de modifier autant que possible sa constitution par les moyens ordinaires. Nous faisons allusion aux rhumatissants, arthritiques, goutteux, etc. Dans une observation de M. Cusco (que l'un de ses internes, M. A. Boucheron, a eu la complaisance de nous communiquer), ce chirurgien a obtenu une grande amélioration dans un cas d'irido-choroïdite rhumatismale, traitée par des courants électriques continus, à faible dose, appliqués presque en permanence. Voici du reste l'histoire de ce malade.

Obs. XXX (1). — Iritis rhumatismale double. — Synéchies postérieures complètes. — Iridectomie pratiquée antérieurement sur les deux yeux. — Troubles du corps vitré. — Disparition des troubles du corps vitré sous l'influence des courants continus à faible dose, appliqués presque en permanence.

P... est entré dans le service de M. Cusco à l'Hôtel-Dieu, au mois de septembre 1874.

C'est un homme de 45 ans, souffrant depuis sept à huit ans de douleurs articulaires presque continuelles. A plusieurs reprises, il fut obligé de cesser tout travail, parce que ses membres étaient frappés tour à tour d'impotence fonctionnelle. Les attaques de rhumatisme étaient rarement fébriles; mais, lorsqu'une articulation était prise, elle restait longtemps douloureuse, elle se dégageait à peine qu'une autre était envahie.

Au moment de son entrée à l'hôpital, le malade présente des craquements dans les deux genoux, aux articulations tibio-tarsiennes et scapulo-humérales; les poignets sont raides, et les doigts malhabiles, sans déformations. Un bruit de souffle existe à la pointe du cœur et au premier temps. La face est bouffie, tuméfiée, avec les varices capillaires sur la peau des pommettes. Le tissu cellulaire sous-cutané du reste du corps semble moins infiltré de

(1) Inédite.

sérosité que celui de la face. Pas d'œdème véritable aux membres inférieurs.

Il y a trois ans, ce malade a commencé à s'apercevoir que sa vue baissait peu à peu, des douleurs circumorbitaires peu intenses, revenant irrégulièrement, apparaissaient de temps en temps, puis les yeux rougirent un peu, et tout rentra dans l'ordre. Mais la vue resta moins nette. Plus tard, nouvelle apparition de douleurs sourdes, d'affaiblissement de la vue avec un peu d'injection oculaire.

Il y a un an, la vue s'affaiblit tellement que P... se décida à consulter un chirurgien. Celui-ci, après quelque temps de traitement infructueux, lui *pratiqua une iridectomie* en bas, sur les deux yeux. — Après l'opération, la vue s'améliora dans l'œil gauche, mais l'œil droit devint complètement aveugle.

Depuis quatre à cinq mois, nouvel affaiblissement progressif de la vue sur le bon œil. C'est là ce qui conduit le malade à la consultation de M. Cusco.

État des yeux à la fin d'août 1874 :

A droite comme à gauche, les paupières et les conjonctives sont saines.

A droite, on voit le cristallin opaque en totalité de couleur gris-blanchâtre; sur ce fond blanc se dessine une pupille très-irrégulière, resserrée, et complètement adhérente à la capsule, si ce n'est en haut et en dehors dans l'étendue d'un millimètre, comme le démontre une faible dilatation par l'atropine. En bas, la pupille artificielle, qui a été pratiquée antérieurement, est fermée par des fausses membranes adhérentes. Le tissu de l'iris décoloré laisse apercevoir en quelques points, entre ses fibres atrophiées, la couleur du cristallin opaque. La chambre antérieure est peu profonde, le plan de l'iris est à peu près vertical.

Une lumière placée devant cet œil est perçue dans toutes les directions. Pas de douleurs du globe à la pression.

L'existence de cette cataracte dans un seul œil semble, d'après le récit du malade, avoir été causée par un accident opératoire.

Pas d'atrophie du globe.

A l'œil gauche, on trouve une synéchie postérieure complète; la pupille artificielle pratiquée en bas est obstruée en partie par deux bandes membraneuses de couleur rouillée; la pupille normale est bordée de solides débris membraneux grisâtres. L'espace libre destiné au passage des rayons lumineux est formé en partie de la pupille normale, en partie de la pupille artificielle. Malheureusement pour notre malade, une légère tache cornéenne vient encore apporter un élément de trouble dans l'exercice de la vision.

Cependant l'examen à l'ophthalmoscope est possible à travers le pertuis pupillaire et permet de constater une papille rosée, normale, avec ses vaisseaux normaux. Une choroïde moyennement pigmentée, sans taches atrophiques. Mais dans le corps vitré existe une multitude de corps flottants, sous forme d'une fine poussière noire, mise en mouvement par les déplacements du globe, et ne laissant apercevoir le fond de l'œil qu'à travers un brouillard. Pas de douleurs spontanées, ni à la pression du globe oculaire. Pas d'atrophie.

La construction de l'œil est hypermétropique, les vaisseaux rétiniens se déplacent en sens inverse du mouvement de l'œil.

Avec le verre + 10, le malade lit n° 12 de Jæger. Le champ visuel est régulier.

Une série de vésicatoires volants sur le front et la tempe, aidés de dérivatifs, ne produisent aucune amélioration.

Entré à l'hôpital, le malade est soumis à l'action d'une pile de deux éléments de Trouvé. L'électrode positif sur la nuque, le négatif sur le front. L'appareil est laissé en place toute la nuit, deux heures le matin et deux l'après-midi.

Sous les électrodes apparaissent, au bout de deux jours d'application, une rougeur diffuse et une éruption de vésico-pustules peu nombreuses. Au pôle négatif, l'action de la pile sur la peau est un peu plus marquée.

Après cinq jours d'application, amélioration nette de la vision, le malade lit le n° 10.

Huit jours après, le mieux s'est maintenu, le n° 9 est déchiffré. A l'ophthalmoscope, le brouillard qui masque le fond de l'œil paraît moins intense, les particules noires moins volumineuses.

Vingt jours après le début, le n° 7 est lu sans difficultés; le fond de l'œil est bien plus net; les corps flottants très-fins et difficiles à voir, sauf quelques-uns plus volumineux.

Après un mois d'emploi des courants, avec quelques interruptions volontaires, dues à l'application défectueuse des électrodes, à l'épuisement du sulfate de cuivre de la pile, etc., toutes interruptions vite reconnues à l'absence de rougeur à la peau; après un mois d'action électrique sur l'œil, notre malade lit le n° 5 de l'échelle typographique et est presque débarrassé des corps flottants de son corps vitré, et le fond de l'œil se montre avec une assez grande netteté (en ayant soin de le regarder obliquement par une portion saine de la cornée).

Comme il existe une tache cornéenne en face de la pupille, on n'espère guère obtenir une plus grande amélioration de la vision, et le malade se trouve très-satisfait de son état.

On continue cependant l'emploi des courants, afin de voir si l'en obtiendra quelque résultat sur les synéchies, les fausses membranes iriennes, sur l'opacité cristallinienne, sur les nombreuses lésions, enfin, que présentent les yeux du patient. Mais, après cinq nouvelles semaines d'application de l'électricité, nous n'avons aperçu aucune modification, soit dans la pupille, soit dans les fausses membanes, soit dans la cataracte.

Le malade sort de l'hôpital le 4 décembre.

Dans l'*irido-choroïdite purulente*, les auteurs conseillent un traitement antiphlogistique très-énergique ; mais, lorsqu'elle est la conséquence d'une opération, M. Wecker conseille d'agir surtout chez les personnes âgées ou débiles, au moyen de compresses ou de cataplasmes chauds, de même que la médication tonique.

Dans les cas d'*irido-choroïdite traumatique*, on devra conseiller un traitement antiphlogistique assez sérieux, des émissions sanguines, soit au moyen de sangsues, soit par des ventouses à la tempe, des fortes doses d'atropine, des compresses de belladone et de jusquiame, et même des frictions mercurielles belladonées.

Les *irido-choroïdites* ou *irido-cyclites métastatiques*, celles qu'on observe à la suite d'une suppression de règles, etc., doivent être combattues par des moyens qui s'adressent plutôt au rappel de la menstruation, tels que des sangsues à la cuisse, des bains de pieds chauds, etc. Quant à l'irido-choroïdite puerpérale, M. Galezowski s'en est bien trouvé dans un cas par l'emploi de sangsues, du sulfate de quinine et l'iodure de potassium.

Enfin, dans tous les cas de névralgies trop fortes, on fera bien d'employer des injections hypodermiques de morphine. Elles calment les douleurs et favorisent le sommeil. On peut y ajouter le sulfate de quinine.

Traitement chirurgical. — La première chose que l'on devra faire, ce sera de tâcher de rétablir la communication entre les deux chambres (lorsque l'emploi des plus forts mydriatiques n'a pas réussi) au moyen de l'iridectomie. Malheureusement, comme le fait remarquer M. Meyer, l'iris se trouve généralement tellement atteint dans son intégrité, que les pinces ne font que le déchirer, en laissant les synéchies adhérer à la capsule, ce qui constitue l'iridorrhexis de M. Desmarres, dont nous parlerons plus loin.

Une question importante, celle du siége où l'iridectomie doit être pratiquée, a été traitée par M. Galezowski, qui pense qu'on doit choisir de préférence la partie inférieure de l'iris et faire une large ouverture qui permettra la sortie de l'humeur aqueuse venant du cercle ciliaire et son épanchement dans la chambre antérieure, tandis que, si l'on fait l'excision en haut, l'humeur aqueuse resterait en bas de la chambre postérieure. La même remarque est faite par cet auteur pour les cas où la pupille est complètement obstruée et lorsqu'il existe une synéchie complète et en forme d'anneau. Il fait encore observer que quelques personnes non habituées à voir pratiquer cette opération, ont pris l'humeur aqueuse qui s'écoule par l'excision pour le corps vitré. Lorsqu'à la suite de l'excision de l'iris, il ne s'écoule pas de liquide, il conseille encore de s'assurer par l'éclairage oblique de l'état de la pupille, et voir s'il ne reste pas d'exsudations ou du pigment adhérent au cristallin, ce que l'on devra arracher au moyen de pinces capsulaires. Si l'on ne réussit pas, on imitera le procédé de Bowman, tel qu'on le trouvera dans l'observation de Soelberg Wells, c'est-à-dire en faisant des iridectomies successives jusqu'à réussir à l'établissement d'une pupille permanente qui fasse communiquer les deux chambres. M. Galezowski n'est pas partisan du procédé employé par de Graefe et par M. Meyer, consistant dans l'extraction du cristallin au moyen d'une large excision, bien entendu, lorsque le cristallin est cataracté, et il se contente d'exciser l'iris aussi largement que possible, et de laisser la plaie se cicatriser; après quoi, au bout de trois ou quatre mois, il pratique l'extraction du cristallin cataracté, moyen qui aurait pour lui plus de chances de succès.

Dans l'absence de phosphène (ce qui accuse un décollement rétinien), ce même auteur conseille, pour les cas où l'œil n'est pas encore atrophié, de pratiquer une excision de l'iris qui aurait pour but d'arrêter l'inflammation ; mais, si l'œil est en proie aux phénomènes phlegmasiques; et s'il est ramolli, le seul moyen capable d'arrêter les souffrances du malade, c'est l'énucléation.

M. Wecker conseille avant toute opération de produire un myosis prononcé au moyen d'une forte dose d'ésérine; au bout de huit à quinze jours, cet agent est remplacé par une dose également forte d'atropine (1/2 centigr. pour 1 gr. d'eau). Ce moyen, qui est encore conseillé par d'autres auteurs, doit être tenté même dans les cas où la pupille est privée de la propriété de se dilater. L'atropine a, dans ces cas-là, le double but de déchirer les synéchies en provoquant la dilatation de la pupille et de calmer les douleurs, lorsqu'elle est employée à la dose de 6 à 12 gouttes par jour, selon la formule indiquée ci-dessus.

L'*irido-cyclite*, soit primitive, soit sympathique, devra être traitée à peu près comme les autres formes. Il va sans dire que l'on devra extraire le corps étranger, s'il y en a, et s'il est à la portée du chirurgien. La luxation du cristallin étant une des causes d'irido-cyclite, on devra extraire la lentille, car elle agit comme tout autre corps étranger.

Mais lorsque la lentille est placée derrière l'iris, comme après l'abaissement, l'énucléation est le seul moyen qui pourrait être utile pour empêcher la sympathie du côté opposé. Dans quelques cas, on est forcé de pratiquer une excision de l'iris et d'extraire le cristallin lorsque le corps étranger y est logé, ou s'il a été blessé (cataracte traumatique).

D'après Wardrop cité par M. Wecker, ce seraient des médecins-vétérinaires qui ont donné la première idée d'un traitement chirurgical de l'*ophtalmitis sympathique* chez le cheval, en enfonçant un clou dans l'œil perdu ou en introduisant de la chaux entre les deux paupières. Bientôt Wardrop substitua à cette opération barbare une incision pratiquée sur la cornée, qui favorisait la sortie du cristallin et d'une partie du corps vitré, procédé qui fut pratiqué chez l'homme. Mais plus tard on en inventa d'autres. « Tantôt, dit M. Wecker, on conseillait de traverser l'œil d'un fil qui restât sur place jusqu'au début de l'inflammation suppurative (1), tantôt, comme le firent Barton, Walter et Taylor. on voulait qu'on réséquât plus ou moins complètement la cornée, soit pour extraire le corps étranger, soit pour laisser passage à une cataracte ou à des masses exsudatives résultant d'une blessure de l'œil. »

Les Anglais modifièrent quelque peu ce procédé et Pritchard insista sur le besoin de l'énucléation de l'œil perdu pour protéger l'œil sain, proposition qui trouva pas mal de contradicteurs; mais, d'après leurs observations sur les lois sympathiques, les indications de l'énucléation furent soutenues par de Graefe (2), Arlt (3), Pagenstecher (4), Mooren (5) et autres auteurs.

« C'est en vain, dit M. Wecker (6), que l'on a tenté de

(1) M. Wecker fait ici allusion à de Graefe, dont le procédé a été décrit par M. Meyer, dans une note de l'édition française de la Clinique du professeur de Berlin.

(2) Archiv für Ophth., t. III, part. II, p. 442.

(3) Zeitschrift der Gesellschaft der Aertze zu Wien, n° 10, 1859

(4) Klinische Beobachtungen, Wiesbaden, 1862, p. 44.

(5) Ophthalmiatrische Beobachtungen. Berlin, 1867, p. 143.

(6) Loc. cit., p. 420.

substituer à l'énucléation la section du nerf optique et l'iridectomie, et il est hors de doute qu'il est indispensable d'enlever l'œil perdu aussitôt qu'il devient pour l'autre d'un voisinage dangereux. On sera obligé d'y recourir :

« 1° Dans tous les cas où l'œil restant, étant complètement intact, l'autre sera la cause de douleurs intolérables, rebelles aux palliatifs, et qui donneront à craindre pour l'œil sain.

2° Dans tous les cas où l'œil perdu aura provoqué sur l'autre une irido-choroïdite sympathique, même très-faible.

3° Dans tous les cas où il surviendra, sur l'œil resté sain jusque-là, une amblyopie même légère, si la lassitude de l'accommodation y diminue rapidement, et si cet œil, très-irritable à l'action vive de la lumière, devient impropre à une application prolongée, ces derniers symptômes étant souvent précurseurs de l'irido-choroïdite, il sera d'autant plus urgent de pratiquer l'énucléation que l'œil perdu sera plus sensible au toucher et qu'un examen attentif ne pourra trouver à ces troubles, ni dans l'œil même, ni dans l'état général, d'autre origine que l'influence sympathique dont il est question. D'ailleurs il vaut mieux, dans le doute, opérer plus tôt que plus tard, car on a souvent l'occasion d'observer l'inutilité de l'énucléation, lorsque l'irido-choroïdite est confirmée. »

Lorsque l'ophthalmie sympathique s'étant déclarée, l'œil primitivement atteint n'a pas encore perdu la vue, de Graefe conseillait de s'abstenir d'énucléer, si petite que soit la force visuelle qui reste en cet œil, et il recommandait, dans ce cas, la section des nerfs ciliaires, opération qui a été également pratiquée et conseillée par les docteurs Meyer (de Paris) (1) et Secondi (de Gênes) (2).

(1) Traité pratique des maladies des yeux. Paris, 1873.

(2) Giornale d'Oftalmologia italiano, 1869, 1er fasc.

M. Meyer recommande de ne pas le faire à la surface externe de la sclérotique pour éviter la section simultanée des vaisseaux, se guidant pour cela de la région sensible au toucher, ce qui indiquera, dit-il, un plan d'opération plus limité et plus facile à exécuter. Lorsque cette sensibilité fait défaut ou qu'elle n'existe que dans une petite partie, par exemple en haut, M. Meyer conseille de débrider la conjonctive et de pénétrer dans cette direction. « Il vaudrait peut-être mieux, ajoute-t-il, faire une section intra-oculaire à l'aide d'un petit névrotome introduit dans le bulbe désorganisé et poussé contre la paroi interne de la sclérotique, perpendiculairement à la direction des nerfs, derrière la portion douloureuse du corps ciliaire. La disparition de la sensibilité au toucher, que l'on avait constatée avant l'opération, indiquerait le succès. » M. Wecker pense qu'il y aurait avantage à inciser avec un couteau lancéolaire toute l'épaisseur de la sclérotique, au point signalé.

Dans les cas d'irido-choroïdite avec obstruction pupillaire et commencement d'atrophie, de Graefe a, le premier, insisté sur l'indication de l'iridectomie, qui a pour but non-seulement de rétablir la communication entre les deux chambres, mais d'amoindrir les phénomènes inflammatoires chroniques ; malheureusement, fait remarquer M. Wecker, ce procédé ne donne qu'un succès négatif chez la pluplart des malades. Les nouvelles pupilles se recouvrent d'exsudations nouvelles et se referment de nouveau. C'est dans le but de combattre ces insuccès que Bowman conseille les iridectomies répétées, dont le succès a été confirmé par l'observation suivante.

Obs. XXXI. — Irido-choroïdite, démontrant les effets avantageux de l'iridectomie répétée, par J. Soelberg Wells.

Il s'agit d'un individu de 28 ans, nommé Waters, entré dans le service de Bowman le 12 février 1861, et qui portait une irido-choroïdite à la suite d'un coup de pied d'agneau qu'il avait reçu à l'âge de douze ans. Cette maladie ayant été abandonnée à elle-même, il en résulta une perte presque complète de la vision du côté droit et un strabisme externe.

Il eut encore le malheur de recevoir, deux ans avant son entrée à l'hôpital, du ciment dans l'œil gauche, qui donna lieu à une irido-choroïdite, qui se termina par la perte presque totale de la vue, malgré les soins d'un médecin.

A son entrée, l'*œil droit* est dur, la sclérotique bleuâtre et amincie ; la cornée nébuleuse, excepté en bas, où elle paraît transparente, si ce n'est à l'éclairage oblique, qui y révèle la présence d'un nuage diffus. L'iris, saillant en avant, adhère à la cornée dans les points nébuleux. La pupille est verticalement oblongue, complètement adhérente, et occupée par une fausse membrane mince et rougeâtre. Le champ visuel est très-rétréci en haut et en dehors, presque normal en bas et en dedans.

Le malade peut compter les objets à une distance de 18 pouces et ne distingue qu'avec difficulté le n° 20 de Jæger.

L'*œil gauche* est un peu mou. Légère zone vasculaire autour de la cornée, qui est un peu trouble, excepté en haut et en bas. Sclérotique bleuâtre. Iris saillant en avant et adhérent à la cornée dans une petite étendue en dedans et en bas. Circonférence de la pupille adhérente à la capsule. Aire pupillaire en partie occupée par une fausse membrane. Champ visuel tout à fait rétréci en haut et en dedans, un peu diminué en dehors et en bas. Peut compter les doigts avec un peu d'incertitude à la distance de trois pieds.

M. Bowman pratique l'iridectomie aux deux yeux le même jour (1).

Œil droit. Iridectomie en haut et un peu en dedans.

Œil gauche. Iridectomie d'un sixième de l'iris et un peu en dedans.

22 *février.* L'*œil droit*, qui n'a fait éprouver au malade que de légères douleurs, voit les lettres n° 19, mais pas aussi nettement qu'il y a deux jours. A l'éclairage oblique, la pupille artificielle n'est pas claire ; car, bien que l'iris eût paru excisé en totalité, on reconnaît que le pigment de l'uvée a été laissé derrière.

Œil gauche. Assez injecté, mais sans douleur. Compte les doigts à quatre pieds. Voit les aiguilles d'une montre, mais ne peut dire l'heure. Dans les deux yeux, l'iris a repris sa position normale et ne fait saillie en avant que là où il adhère à la cornée. L'éclairage oblique fait voir que la pupille

(1) Ophthalmical Hospital Reports, n° 3, nouvelle série, p. 230.—Annales d'oculistique, 1863, t. XLIX, p. 48.

artificielle gauche est presque complètement occupée par une vieille fausse membrane ; la seule partie claire est en haut et en dedans.

Le 22. M. Bowman essaie d'enlever la portion de l'uvée qui recouvre la capsule cristalline de l'œil droit. Après une petite incision supérieure et externe de la cornée, il introduisit une petite spatule avec laquelle il essaie de gratter doucement l'uvée. Ne réussissant pas, il agrandit l'incision et fait une iridectomie en haut.

Le 28. L'œil droit voit l'heure à une montre et les lettres n° 16.

L'éclairage oblique démontre que la pupille faite en haut est claire. Le bord pupillaire reste adhérent au cristallin, la fausse membrane et l'uvée continuent d'obstruer la pupille originelle aussi bien que celle faite d'abord en bas. En regardant sous le bord externe de cette pupille, on aperçoit, par l'éclairage oblique, qu'il existe un espace considérable entre l'iris et le pigment de l'uvée ; les deux se séparent au niveau de la circonférence de la pupille naturelle, l'uvée appliquée sur la surface du cristallin, presque près de sa circonférence, tandis que le véritable tissu de l'iris est situé beaucoup au devant.

5 mars. La vision est extraordinairement améliorée, car le sujet lit convenablement le n° 6 et reconnaît des lettres du n° 4. La tension du globe est redevenue normale.

Le 3. M. Bowman pratique à l'œil gauche une nouvelle iridectomie au côté interne.

Le 8. L'éclairage oblique fait voir que la nouvelle pupille, qui paraissait claire, est occupée par une masse rougeâtre (sang et lymphe). La vision n'est pas améliorée.

Le 12. Nouvelle iridectomie en dehors pour élargir la pupille déjà formée.

Le 15. La pupille n'est pas claire, l'uvée est restée sur le cristallin ; il existe en dehors un petit bord clair à la papille. Le sujet peut compter les doigts à une distance de 5 1/2 pieds. M. Bowman pratique alors une incision du côté supérieur et interne de la circonférence de la cornée, introduit un crochet courbé en aluminium, le pousse vers la petite portion marginale claire de la pupille artificielle, perce la couche pigmentaire vers le centre de la pupille, et excise une nouvelle petite portion de l'iris.

Le 22. Une grande portion de la pupille est claire ; le cristallin ne paraît pas avoir souffert. Lecture correcte du n° 20 et compte les doigts à 9 pieds de distance. Près de la moitié de l'iris de ce côté a été enlevé.

L'œil gauche lit des mots du n° 16, le droit du n° 2.

Maintenant que la vue est rétablie aux deux yeux, le malade est affecté de diplopie, suite de son strabisme divergent. Le sujet se sert de l'œil droit, mais le gauche diverge de 2 1/2 lignes. M. Bowman divise le droit externe de chaque côté par le procédé sous-conjonctival.

2 avril. Pas de diplopie lorsque le sujet regarde devant lui jusqu'à une distance de 8 pieds. Au-delà, l'œil gauche se divise un peu, et il y a une légère diplopie.

Le 5. Le sujet quitte l'hôpital; il n'est qu'un peu gêné par la diplopie qui ne survient qu'alors qu'il regarde très-loin. La tension des deux yeux est normale. Le champ visuel droit est normal, le gauche est un peu rétréci en haut. L'œil droit lit couramment le n° 4 et peut lire le n° 2. L'œil gauche lit le n° 12.

18 juin. L'opéré écrit lui-même que la vue de ses deux yeux s'est encore améliorée.

Critchett (1) et de Graefe (2) ont émis l'opinion que ce qu'il y avait de mieux à faire pendant la période aiguë de l'irido-cyclite sympathique c'était de s'abstenir de tout traitement chirurgical. MM. Galezowski, Wecker et Meyer partagent cette opinion. Mais, dès que les phénomènes inflammatoires aigus ont disparu, devra-t-on agir?

Le même de Graefe nous dit que c'est peut-être au retard qu'il a apporté dans l'application de l'iridectomie qu'il doit les insuccès qu'il a obtenu par cette opération, et qu'il serait préférable de faire une excision très-large surtout vers la périphérie de l'iris. Nous sommes d'avis que tant que l'œil atteint d'irido-cyclite est en proie aux phénomènes inflammatoires, on ne devra pas y toucher, mais aussitôt ceux-ci calmés on devra pratiquer l'iridectomie, non pas seulement dans le but de rétablir la vue, car on ne doit pas y compter trop tôt, si toutefois il était possible d'y compter, mais dans le but non moins important de rétablir la communication entre les deux chambres, de diminuer les efforts que l'iris, bombé et tiraillé lui-même, imprime au corps ciliaire, en un mot dans le but de prévenir ou d'empêcher les phénomènes inflammatoires de se reproduire;

(1) Klinische Monatsblaetter, 1863, p. 443.

(2) Loc. cit., p. 314.

et l'on devra, à l'instar de Bowman, faire des iridectomies répétées jusqu'au rétablissement d'une pupille artificielle capable de permettre l'arrivée des rayons lumineux jusqu'au fond de l'œil et l'accomplissement de la vision s'il en était possible. Nous insistons sur ce dernier procédé parce que nous le croyons utile.

L'illustre ophthalmologiste de Berlin (1) conseillait encore, dans les cas désespérés d'iritis chronique et d'iridocyclite, où il s'est accumulé à la surface postérieure de l'iris une grande quantité de pigment de nouvelle formation, d'extraire d'abord le système cristallinien et de combattre plus tard directement l'affection iridienne; mais l'extraction de la lentille est ici plus difficile que lorsqu'il s'agit d'une cataracte; aussi conseillait-il, dans ces cas, d'ouvrir largement l'œil par kératotomie. Il fait remarquer que cette opération est moins dangereuse dans ces circonstances que lorsqu'on a affaire à une cataracte simple. Il recommande d'inciser autant que possible la cornée en formant un lambeau inférieur et surtout d'éviter de blesser l'iris; mais si la membrane uvéenne a déjà contracté des adhérences trop étroites, qu'on n'hésite pas à la traverser avec le kératotome. Il ajoute encore que, lorsque l'iris n'a pas été lésé, il est souvent nécessaire d'enlever une certaine quantité de tissu irien et de pigment, au moyen d'une pince droite et d'un crochet pour pouvoir arriver à la lentille. L'iridectomie ne doit être pratiquée que quatre ou six semaines après la première opération. Le succès serait obtenu « lorsque les tissus, ayant été déchirés à l'aide d'un crochet acéré, il se forme une pupille artificielle de moyenne grandeur, nette, et qu'il s'écoule un peu d'humeur vitrée dans la chambre antérieure, sinon il faut l'agrandir. » Si, derrière cette pupille, il restait une

(1) Ann. d'ocul., 1863, t. XLIX, p. 129.

cataracte secondaire, il conseille de la faire disparaître (1).

On est à peu près d'accord aujourd'hui de ne pratiquer l'iridectomie dans l'irido-cyclite sympathique qu'au début, alors que les néoplasmes ne sont pas assez développés pour obstruer la nouvelle pupille, et M. Wecker recommande de faire l'opération, comme le conseille de Graefe plus bas, c'est-à-dire en pratiquant les deux premiers temps de sa méthode linéaire pour l'opération de la cataracte; mais, lorsque la maladie a fait tellement des progrès que l'iris soit très-vascularisé et le globe sensible au toucher, on devra attendre et donner pendant ce temps-là un traitement médical, tel que le mercure à l'intérieur et les instillations d'atropine et des compresses chaudes.

Dans les cas d'infiltration purulente de la cornée avec irido-cyclite consécutive, ou dans les affections qui se communiquent rapidement aux parties ciliaires; ou bien encore, lorsque la formation des synéchies postérieures est trop rapide, de Graefe préférait à l'iridectomie une incision très-périphérique, comme dans son procédé pour l'opération de la cataracte avec le couteau étroit, dans le but d'obtenir, sinon un prolapsus de l'iris, peu disposé à se plisser, dans ces cas, du moins dans celui de pouvoir, avec une plus grande facilité, saisir une large partie de l'iris entre les pinces.

Obs. XXXII (empruntée à la Clinique de de Graefe). — Blessure de l'œil gauche par un coup de bâton. — Ophthalmie sympathique à droite. — Guérison.

Il s'agit d'un malade, Christian H..., âgé de 29 ans, qui se présente à ce chirurgien avec une blessure de la sclérotique gauche, au-dessus de la cornée, horizontale, longue de 15 millimètres, et qui, à sa partie centrale, s'éloignait de 2 millimètres à peu près du bord de la cornée, devant par con-

(1) Nous avons dit quelle était l'opinion de M. Galezowski à ce sujet.

séquent traverser le bord ciliaire, dont on reconnaissait quelques lambeaux dans la plaie. La pupille était échancrée en haut, la partie supérieure de l'iris en partie refoulée; le cristallin, autant que la forte hémorrhagie intraoculaire permettait d'en juger, paraissait chassé de l'œil : une quantité assez notable d'humeur vitrée s'était échappée; la perception lumineuse quantitative était précise. Le traitement habituel et surtout l'immobilité de l'œil amenèrent la guérison; mais la plaie, ou plutôt le prolapsus du corps ciliaire, formait toujours une légère saillie et présentait une sensibilité prononcée au toucher. Le malade finit par compter péniblement les doigts, à 2 pieds de distance.

Quatre semaines après l'entrée du malade à la Clinique, son œil droit commença à souffrir. On constata d'abord de la photophobie, parfois de l'injection ciliaire et de la sensibilité du globe oculaire au-dessus de la cornée, au même endroit que sur l'autre œil, puis un chémosis léger, un trouble diffus de l'humeur aqueuse, une décoloration de l'iris d'un jaune sale, et un rétrécissement modéré de la chambre anterieure. La consistance du globe oculaire était tantôt légèrement augmentée, tantôt notablement diminuée.

Tous ces symptômes s'étaient développés graduellement dans l'espace de deux semaines et demie, et la force visuelle avait baissé d'abord d'une manière peu sensible, puis rapidement jusqu'à 1/5; le champ visuelle resta intact. L'application de sangsues et l'emploi des mercuriaux restèrent sans résultats. L'effet des mydriatiques, déjà peu prononcé au début, finit par faire entièrement défaut. — Je ne pus me décider à pratiquer l'énucléation de l'œil blessé qui avait recouvré une partie de sa vision. Le corps vitré, il est vrai, était tellement rempli d'opacités membraneuses, restes de l'inflammation hémorrhagique, que l'on ne pouvait espérer une restitution complète de la vision de cet œil gauche; cependant, en considération des appréhensions graves qu'inspirait l'œil droit, il eût été imprudent de sacrifier l'œil gauche.

Du côté droit je pratiquai, trois semaines environ après le début de l'affection sympathique, une iridectomie par en haut, en exécutant les deux premiers temps de mon procédé actuel d'extraction linéaire modifiée. L'iris déjà fortement désorganisé ne faisait pas prolapsus, comme on devait le présumer, mais je réussis à en saisir une portion considérable très-gonflée, sans rencontrer de grande résistance, et à l'exciser de la manière ordinaire.

Déjà pendant les jours suivants l'œil offrait un aspect plus favorable. Il est vrai que la pupille artificielle se rétrécissait un peu et que la pupille naturelle présentait d'un côté une légère adhérence; cependant il se conserva un coloboma de largeur notable. On y distinguait des fausses membranes, des couches pigmentaires, couvertes d'abord de sang et situées sur la cristalloïde en forme d'îlots séparés, présentant vers la périphérie une plus grande étendue. Ces îlots n'avaient pas la coloration brunâtre uniforme des dépôts pigmentaires ordinaires; il existait par endroits une teinte grise, produite évidemment par des proliférations pathologiques. Cette circonstance et l'état de l'iris excisé confirmaient mon opinion émise plus haut sur ce processus.

Bientôt, à ma grande satisfaction, la tuméfaction et la décoloration de l'iris diminuèrent, l'humeur aqueuse devint claire et le chémosis disparut. Les symptômes d'injection péricornéenne et de photophobie reparurent de temps en temps, mais l'aspect général de l'œil n'inspira plus de craintes, la chambre intérieure conserva sa profondeur habituelle et le globe oculaire sa consistance normale et régulière. A partir de la troisième semaine, la région du corps ciliaire avait perdu sa sensibilité au toucher; les dépôts pigmentaires notés dans l'espace du coloboma disparurent en laissant à peine des traces, et dans la cinquième semaine il n'existait plus de symptômes d'irritation, de sorte que la malade fut renvoyé avec S=1. — J'ai eu plus tard l'occasion de constater la persistance de la guérison, lorsque la malade avait déjà repris depuis quelque temps ses occupations habituelles. La vision de son œil gauche s'était encore améliorée (jusqu'à $S\frac{1}{10}$) et la sensibilité au toucher avait graduellement disparu.

Dans tous les cas, de Graefe conseillait d'opérer de *très-bonne heure, et au premier symptôme caractéristique de cette affection dangereuse*. Mais, nous l'avons déjà dit, nous sommes de l'avis, non-seulement de cet auteur, mais de Crichett et d'autres, qui pensent que l'on ne doit pas toucher à l'œil pendant la période aiguë de l'irido-cyclite. Nous passerons, plus loin, en revue les opinions des auteurs qui pensent autrement. « Lorsque l'œil reste dans le même état, on gagne assurément à retarder l'opération aussi longtemps que possible; tant mieux si l'on peut attendre six mois, un an et même au-delà. » Ces paroles de de Graefe sont suivies de la règle de pousser l'expectation aussi loin que possible, dans les cas d'irido-cyclite plastique, avec diminution de la consistance du globe oculaire; et, au contraire, de ne pas attendre, en cas d'inflammation séreuse avec augmentation de la consistance. « Une tendance à l'augmentation de la pression intra-oculaire et à l'excavation du nerf optique, disait-il, ne se manifeste pas du tout, ou du moins exceptionnellement, dans l'irido-cyclite sympathique.

« Lorsque cette affection détruit complètement la perception lumineuse, c'est par des dépôts calcaires dans la région ciliaire, par l'atrophie du corps vitré et par le décollement de la rétine. » Il indique encore les inconvénients d'opérer lorsque les fausses membranes qui attachent solidement l'iris à la cristalloïde et aux procès ciliaires sont solidifiées, et que la désorganisation du tissu irien a fait des progrès, car on ne peut extraire la fausse membrane sans blesser la capsule du cristallin ; et si elles restent dans l'œil, elles ne sont plus résorbées, et on remarque alors une prolifération plus active : le cristallin lui-même présente une certaine viscosité, et ne sort alors que difficilement de sa capsule. Ces manœuvres pourraient encore produire une panophthalmite purulente, formation rapide de fausses membranes et propagation de l'inflammation au corps ciliaire et atrophie consécutive de l'œil. Mais la vascularisation et l'irritation des fausses membranes diminuant, lorsque le processus morbide a dépassé son maximum d'intensité, les opérations sont alors mieux supportées. *La tendance prononcée de l'irritation traumatique à se propager le long du tractus uvéal diminue avec le temps, et il n'est pas rare de voir se relever la consistance du globe oculaire* (de Graefe).

M. Meyer, dans les cas où des fausses membranes relient intimement la surface postérieure de l'iris avec la capsule du cristallin et avec les procès ciliaires, enlève un grand lambeau de l'iris jusqu'à la périphérie, et en même temps les fausses membranes sous-jacentes ; mais le succès ne serait obtenu qu'à la condition d'extraire le cristallin plus ou moins opacifié. Voici comment il procède. Il fait l'incision scléroticale à 1 millimètre de distance du bord de la cornée, à l'aide du couteau de de Graefe, pénètre au bord inférieur de la cornée, derrière l'iris, glisse derrière cette membrane jusqu'au point où il veut faire la contre-ponction, traverse de nouveau l'iris et la sclérotique, et termine la section, laquelle, dit-il, ressemble à l'incision périphérique du professeur de Berlin, avec la différence que le couteau coupe en même temps l'iris à son insertion ciliaire, et ouvre la capsule du cristallin, de manière qu'il s'écoule, dans la plupart des cas, un peu de substance cristallinienne.

Dans un second temps, il introduit une pince capsulaire, ayant soin que l'une de ses branches se place derrière l'iris et les membranes plastiques pénétrant dans le cristallin même, tandis que l'autre est en avant de l'iris. Alors il pousse fortement les pinces en avant, puis il attire au dehors tout ce qu'il a pu saisir entre les deux branches; en cas de résistance, il dégage la masse par des ciseaux. Lorsque le cristallin ne suit pas l'iris et les membranes plastiques, il conseille la déchirure de la capsule avec le kystitome, et d'extraire la lentille par la méthode ordinaire. « Si, à la suite d'altérations calcaires de la cataracte, on rencontre des difficultés sérieuses, il faut, dit-il, saisir le système cristallinien avec un crochet assez fort, appliqué à la surface antérieure du cristallin. » A l'instar de de Graefe, ce chirurgien conseille, en outre, d'extraire aussi complètement que possible toutes les portions capsulaires opaques qui peuvent être éloignées sans tiraillement considérable de l'iris auquel elles adhèrent. Si la nouvelle pupille est obstruée par des fausses membranes, on fera une nouvelle excision de l'iris. M. Meyer recommande de pratiquer dans ces cas l'iridectomie.

Ce même opérateur a remplacé l'énucléation par la section des nerfs ciliaires dans les cas d'irido-cyclite sympathique, et il la conseille avant même que les phénomènes sympathiques se présentent, bien entendu lorsque l'œil est perdu (1). Nous en avons dit quelques mots ailleurs et nous n'y reviendrons pas. Les soins que réclament les opérés par cette section des nerfs ciliaires sont le repos et un bandage compressif; dans quelques cas, des injections sous-cutanées de morphine, en cas de douleur ou d'insomnie. M. Meyer aurait employé avec succès cette opération, même dans les cas où la vision avait été abolie par une irido-choroïdite contre les douleurs considérables dont les yeux sont parfois le siége.

Spérino de Turin (2) et Junge de Pettesbourg (3) conseillent les paracentèses fréquentes de l'œil contre l'irido-choroïdite. Le premier de ces auteurs les recommande *même dans les cas où l'iridectomie aurait été infructueuse*, et le second affirme *avoir réussi à arrêter les progrès de la maladie* chez deux malades, et il est même arrivé à obtenir une amélioration notable. M. Sichel, dans une lettre insérée dans la thèse de son fils (Paris, 1866), tout en accusant l'iridectomie d'être un moyen infidèle contre l'iritis et l'irido-choroïdite chronique, parce que, dit-il, elle augmente l'inflammation aussi souvent qu'elle la diminue, lui reconnaît cependant une action supérieure à celle de la paracentèse pour la diminution de la tension oculaire. Nous avons vu plus d'une fois à la clinique de M. Galezowski pratiquer la paracentèse, mais seulement comme moyen palliatif. A ce titre, nous la recommandons dans les cas très-fréquents d'accumulation de l'humeur aqueuse. Elle

(1) Pour la méthode opératoire, voir : Meyer. Traité pratique des maladies des yeux. Paris, 1873.

(2) Choroïdo-iritis (Étude clinique sur l'évacuation répétée de l'humeur aqueuse). Turin, 1862, p. 212.

(3) Ann. d'ocul., 1869, t. LXII, p. 242.

diminue la tension et soulage les malades; mais elle n'empêche pas la reproduction du fait. Mieux vaut donc l'iridectomie qui est un moyen plus efficace et plus sûr. La paracentèse peut, en résumé, être un moyen de soulagement dans certains cas; mais, lorsqu'il y aura un hypopion beaucoup trop considérable, nous la croyons nécessaire.

Dans une séance de la Société ophthalmologique de Heidelberg (1869), Horner proposa dans les cas désespérés d'irido-cyclite avec affaissement du segment antérieur de l'œil et fausses membranes rétro-iridiennes par suite d'une extraction de cataracte ou d'aphakie, l'*iridotomie simple*, avec laquelle il aurait eu des succès. Il assurait que ce procédé ouvrait une voie plus stable aux moyens lumineux et une moindre tendance à la réobstruction par de nouvelles proliférations qu'après une iridectomie avec déchirure de fausses membranes. La section étant plus petite, il n'y aurait ni écoulement sanguin trop abondant, ni abaissement de la pression intra-oculaire, ni introduction d'air, ni tension des tissus. L'auteur affirme qu'il a eu quelques succès par cette méthode, même dans les cas d'irido-cyclite consécutive à une cataracte, où l'iridectomie aurait échoué (1).

Lorsqu'il s'agit d'enlever les fausses membranes pupillaires avec ou sans cataracte, dit M. Galezowski, dans son *Journal d'Ophthalmologie* (janvier 1874), on se trouve en présence de graves difficultés, surtout si l'on veut éviter des tractions sur l'iris, qui pourraient entraîner de nouveaux épanchements et une nouvelle oblitération de la pupille. — Pour obvier à ces inconvénients, Bowman (2) a proposé de faire pénétrer le contenu lancéolaire ordinaire

(1) Annales d'ocul., 1870, t. LIII, p. 226.—Analyse du Compte-rendu des séances de la Société ophthalmologique de Heidelberg, par le Dr Tedesco.

(2) Congrès d'ophhtalmologie de Londres, 4e section. Paris, 1873, p. 702.

à l'iridectomie dans l'iris, en faisant passer la pointe jusque dans la lentille. Après avoir retiré le couteau, il prend des ciseaux fins et les introduit, ayant soin de placer la lame à pointe mousse en avant de l'iris derrière la cornée, et l'autre pointe dans l'ouverture pratiquée à l'iris derrière les fausses membranes. Cette manœuvre est exécutée dans chacune des extrémités de l'incision préalable, en dirigeant les deux incisions de telle façon qu'elles viennent se rejoindre à leur sommet. Cela fait, il tire au dehors le lambeau de l'iris avec la fausse membrane qui reste ainsi complètement libre, et ensuite on retire le cristallin au moyen de la curette. Tel est le procédé de Bowman, lequel a pour but de prévenir les accidents dont parle M. Galezowski plus haut.

Ce dernier auteur a imaginé un autre procédé qui consiste : 1° Dans l'introduction d'une aiguille à discision en forme de serpette (que M. Galezowski s'est fait fabriquer *ad hoc*) à travers la cornée dans la partie centrale de la membrane pupillaire ; puis, par un mouvement de scie, il incise cette membrane horizontalement ou verticalement, ce qui complète le premier temps de l'opération ; — 2° dans un second temps, il incise le cornée à son bord avec le couteau de de Graefe comme pour la pupille artificielle, puis il cherche à entraîner la membrane exsudative au dehors, soit avec une pince, soit avec un petit crochet. Ce procédé a donné à l'auteur d'excellents résultats dans les cas où une simple pupille artificielle a complètement échoué.

Nous avons dit que M. Galezowski n'était pas d'avis d'enlever la cataracte en même temps qu'il fait l'iridectomie, dans un œil atteint d'irido-choroïde plastique. Les raisons qu'il donne sont que ces manœuvres laborieuses et prolongées de l'extraction de la lentille à travers la cornée et la sclérotique enflammée sont suivies d'accidents très-graves qui compromettent définitivement l'œil opéré (1). Les mêmes réserves sont conseillées par cet auteur pour l'extraction de la cataracte dans un œil glaucomateux, et il conseille de traiter et de guérir d'abord le glaucome par l'iridectomie et n'enlever la cataracte que plus tard. C'est ce qu'il fit avec un malade qui lui fut envoyé par le Dr Mohamed Off, professeur d'ophthalmologie au Caire.

Hulcke (2) est d'avis que, dans les cas d'irido-choroïdite chronique avec poussée aiguë, on peut pratiquer avec avantage l'iridectomie avec le triple but d'arrêter le processus inflammatoire, d'établir une pupille artificielle et d'empêcher les récidives, sans renoncer pour cela au traitement médical qui doit, selon lui, être considéré à une certaine période de la maladie comme tout à fait accessoire. Ainsi donc, pour cet auteur il n'y a pas d'inconvénient d'opérer dans la période aiguë ou plutôt dans les poussées aiguës de l'irido-choroïdite chronique.

M. Sichel fils, d'après Denis (3), n'y voit pas d'autre contre-indication que la douleur que cette opération peut causer au malade.

M. Pomier (4) ne paraît pas se prononcer suffisamment sur les cas dans lesquels l'iridectomie est indiquée, et il semble laisser l'indication au bon sens de l'observateur. Mais il ne pense pas que la phlegmasie aiguë soit une contre-indication dans l'*iritis*. Il est vrai, comme le fait remarquer M. Denis, qui combat ses opinions, que M. Pomier ne parle que des iritis. Plus loin, dans un autre passage de sa thèse sur l'iridectomie, cet auteur se prononce pour la non contre-indication d'un état constitutionnel qui,

(1) Galezowski. Recueil d'ophthalmologie, janvier 1874, p. 173.
(2) Ann. d'ocul., 1862, p. 60.
(3) Loc. cit., p. 48.
(4) Étude sur l'iridectomie (Thèse de Paris, 1870).

selon lui, doit être en même temps combattu par un traitement général.

M. Denis, d'accord avec M. le professeur Verneuil (1), insiste sur les conditions inhérentes à l'opéré et surtout de l'étant de santé dans lequel se trouve celui-ci au moment où il va subir l'opération ; et il rappelle surtout le cas très-possible d'une double diathèse, chacune desquelles, influençant l'organisme à sa manière, nécessitera un traitement spécial. C'est ainsi que la syphilis peut se combiner avec la scrofule, le rhumatisme, etc... L'emploi du traitement mixte peut donner des succès. Il faudra alors traiter l'autre diathèse et revenir après au traitement spécifique, tel qu'on le fait à l'hôpital Saint-Louis.

M. Denis s'attaque également dans son travail à l'opinion de de Graefe, qui ne voulait pas voir dans les insuccès du corémorphosis une influence dyscrasique. Il se demande pourquoi toute autre maladie constitutionnelle que la syphilis ne pourrait pas choisir le globe de l'œil comme siége de localisation, et il conclut, d'après ses observations et celles des auteurs modernes, qu'il faut attacher plus d'importance que le célèbre ophthalmologiste ne l'a fait, à l'état dyscrasique, sans négliger pour cela le traitement chirurgical, comme moyen de rétablir la communication entre les deux chambres et le passage des rayons lumineux. « Je crois, dit M. Denis (2), qu'il peut être bon, dans certains cas diathésiques encore mal étudiés, et en dehors des poussées aiguës, de pratiquer le corémorphosis pour faire communiquer la partie antérieure avec la postérieure de l'iris et faciliter le mouvement nutritif du globe oculaire. Mais l'opération n'agit qu'autant qu'elle a

(1) Verneuil (Ar.). Des conditions organiques des opérés. De l'influence des états diathésiques sur le résultat des opérations chirurgicales (Congrès médical international. Paris, 1868).

(2) Loc. cit., p. 56.

été précédée d'un traitement général méthodiquement et longtemps suivi..... »

M. le professeur Richet a rapporté dans une de ses leçons qu'ayant reçu la visite de de Graefe dans son service à l'Hôtel-Dieu, en 1868, il profita de cette occasion pour lui demander quel but il s'était proposé en pratiquant l'iridectomie dans le glaucome, et quel était, suivant lui, son mode d'action. Le professeur de Berlin lui aurait répondu devant les élèves, « avec une franchise qui l'honore et à laquelle, dit M. Richet, j'ai déjà plusieurs fois rendu justice, qu'il n'avait eu d'abord pour but que de débrider largement l'œil et d'assurer ainsi un libre écoulement des liquides. Selon lui, l'influence bienfaisante de l'excision de l'iris sur la marche ultérieure du glaucome n'était pas susceptible d'une explication rationnelle, physiologique ; peut-être faut-il l'attribuer à une modification apportée dans la circulation irido-choroïdienne, modification qui expliquerait la persistance d'action, que n'ont ni la paracentèse, ni l'incision ou le débridement pur et simple. En résumé, dit M. Richet, et sur mes pressantes instances, de Graefe fut obligé de déclarer que l'iridectomie n'était qu'un moyen empirique de guérir le glaucome (1). »

Plus loin, le professeur de l'Hôtel-Dieu ajoute : « Cette opération de l'iridectomie que Chesselden pratiqua le premier, et qui depuis a fait le sujet de nombreux travaux, parmi lesquels je citerai avec honneur la thèse de Gautbrie (de Bordeaux), interne de Lenoir, avait été choisie par ce chirurgien distingué, comme le meilleur de tous les procédés pour obtenir une pupille artificielle. C'est aussi mon opinion. Quant à l'opération en elle-même, on peut dire qu'elle est tout à fait française, et c'est dans les auteurs français que de Graefe en a trouvé le manuel opératoire. »

(1) Richet. Loc. cit., p. 38.

M. Richet nous disait, tout récemment encore, qu'il maintient toujours son opinion, à savoir : qu'il faut laisser une partie de l'iris enclavée dans la plaie, contrairement à l'opinion d'autres opérateurs, et cela dans le but de créer une fistule, sinon permanente, du moins temporaire, qui permet aux liquides de s'écouler. Plus tard, lorsque la maladie est guérie, une simple excision suivie d'une cautérisation légère ou d'une compression sur le globe, suffit pour fermer la fistule. Ce professeur possède deux observations propres à démontrer ces faits.

Power (1) (*in Med. Minor*, I, 79) a proposé la division du muscle ciliaire. Ses observations paraissent être incomplètes, et il conclut à la préférence à donner, toutes choses égales d'ailleurs, à l'opération de Hancock sur l'iridectomie. C'est à ce procédé, dit l'auteur, que je me confierais moi-même, si le malheur voulait que je fusse atteint de glaucome.

On pourra lire, à propos de l'iridectomie, la discussion si intéressante qui eut lieu dans le sein de la Société de chirurgie de Paris en 1864, discussion qui fut soulevée par Follin à propos d'une malade présentée par M. Richet (2).

Nous ne pouvons pas, dans un travail qui a pour but d'étudier en général toutes les parties qui constituent la description de l'irido-choroïdite, entrer dans des détails de critique, et nous nous contentons d'exposer les diverses méthodes de traitement. Cette maladie, qui, comme le dit M. Wecker, demande beaucoup d'habileté et d'expérience, réclame une grande observation dans la manière dont elle s'est présentée et dans son évolution. Tel traitement ou telle méthode chirurgicale seront bons dans certains cas, dans d'autres ils ne conviendront pas. C'est au méde-

(1) Ann. d'ocul., 1864, t. LII, p. 250.

(2) Bulletin de la Société de chirurgie, 1864.

cin de savoir choisir la voie qu'il doit suivre, d'après les opinions si diverses et si contradictoires que nous avons données. Si l'on nous demandait notre avis sur tous ces traitements, nous dirions que tous sont également bons, et tous sont mauvais selon le cas. Quant à l'efficacité radicale de l'iridectomie, nous ne nous faisons pas d'illusions. C'est un excellent moyen palliatif dans certains cas, de guérison dans d'autres cas rares et très-heureux. Nous voulons bien admettre les cas de guérison cités par des auteurs très-respectables; mais nous n'avons pas encore eu l'occasion d'observer un seul cas de véritable irido-choroïdite plastique avec guérison et restitution de la fonction visuelle, et notre avis est que, dans un délai plus ou moins long, la maladie récidive. Cependant nous ne nous prononçons pas d'une façon absolue dans cette grave question (1).

(1) Notre travail était déjà sous presse lorsque M. le Dr Fano a eu la complaisance de nous communiquer l'observation suivante que nous nous empressons de faire insérer ici; elle est intéressante au point de vue de l'anatomie pathologique. Nous ferons observer que ce chirurgien préfère l'ablation d'une partie de l'œil à l'énucléation complète de l'organe.

Obs. XXXIII. — Irido-choroïdite chronique de l'œil gauche. — Aspect particulier de la chambre antérieure et de la pupille.

J..., âgé de 42 ans, tailleur de pierre, nous apprend qu'il y a huit ans, il fut atteint par un éclat de pierre à la paupière inférieure gauche. La blessure a été suivie d'un écoulement de sang abondant. Un médecin l'a traité pour une iritis. L'affection inflammatoire de l'œil a persisté malgré diverses médications, et, deux ans après l'accident, J... a cessé de voir de l'œil gauche. Le 11 mars dernier, il s'est déclaré un nouvel accès inflammatoire caractérisé par la rougeur de l'œil, des douleurs périorbitaires. Divers traitements n'ont amené aucune amélioration.

État actuel, 16 *avril* 1875. L'œil gauche est plus volumineux que le droit; la sensation de la lumière y est complètement abolie. La conjonctive scléroticale présente une injection radiée, d'autant plus confluente qu'on se rapproche davantage de la circonférence de la cornée. Celle-ci est saine, sans aucune cicatrice. La chambre antérieure est plus profonde dans la moitié supérieure que dans la moitié inférieure. Dans le bas de cette chambre, immédiatement en arrière de la face postérieure de la cornée, on aperçoit un dépôt blanc jaunâtre qui se continue avec un dépôt de même couleur, et d'une consistance plus concrète, remplissant la pupille. L'iris

Ce qui paraît être un fait établi, c'est que l'iridectomie est de tous les moyens celui qui offre le plus de garanties. Cependant on a proposé divers autres moyens chirurgicaux pour détruire les adhérences cristalliniennes et rétablir la communication entre les deux chambres. C'est ainsi que M. Desmarres, par exemple, a proposé l'*iridorrhexis* ou déchirure de l'iris.

Critchett imagina l'*iridodésis* dans un but optique, déplaçant la pupille, afin d'ouvrir une nouvelle voie aux rayons lumineux. On lira au chapitre *Etiologie* ce que l'auteur de la méthode linéaire en pensait, et comme cette méthode donne souvent lieu à des irido-cyclites. Ce procédé, on le sait, consiste à attirer l'iris au dehors à travers une petite plaie du bord cornéal et à le serrer par un nœud, la ligature devant rester en place pendant deux jours, au bout desquels on coupe la partie étranglée de l'iris.

gauche est plus terne que le droit. La tension de l'œil gauche n'est pas plus forte que celle de l'œil droit.

Le 20 avril, je pratique l'ablation du segment antérieur de l'œil gauche, dans le but d'obtenir l'atrophie d'un organe impropre à la vision, et qui est pour J.. une caus e permanente de souffrances. L'opération ne présente aucun incident; les lèvres de la sclérotique sont réunies par un seul point de suture simple.

Examen de la pièce anatomo-pathologique. — Toute la face postérieure de l'iris et des procès ciliaires est tapissée d'une fausse membrane. Tout le demi-cercle inférieur des procès ciliaires est de plus revêtu par une couche de substance ressemblant à du mastic de vitrier; ce mastic n'a pas la même consistance partout. Dans l'aire de la pupille se voit une substance pareille, mais en moindre quantité. Toute la substance dont il vient d'être question semble provenir du cristallin qui ne s'est pas échappé au dehors pendant l'ablation du segment antérieur de l'œil, et qui n'a pas été aperçu dans le moignon. Sous l'influence de la phlegmasie persistant depuis plusieurs années, la substanee cristallinienne s'est dissociée et a été modifiée dans sa texture. C'est cette même substance qui a été, en partie, repoussée dans la chambre antérieure pour former le dépôt blanc jaunâtre que l'on apercevait en arrière de la cornée avant l'opération. On voit accolés à la face postérieure de la cornée plusieurs fragments de même substance que celle qui occupe la chambre antérieure. Vue à travers la cornée, cette substance a une coloration jaunâtre; examinée du côté de la face postérieure de la cornée, elle a un aspect gris blanchâtre. Dans certains points, la snbstance se détache facilement de la face postérieure de la cornée; dans d'autres points l'adhérence paraît très-intime.

Snellen, voulant y apporter une modification, passe avant l'incision un fil à travers la conjonctive, dans une direction parallèle au bord de la cornée, tout près de l'endroit par où le couteau doit pénétrer, ce qui permet de faire un nœud à travers lequel passent les pinces. Le prolapsus de l'iris est serré par le nœud.

Stellwag et Wecker ont proposé l'enclavement du prolapsus irien dans la plaie scléroticale, pour remplacer la ligature de l'iris.

Pagenstecher, ne voulant céder en rien aux autres auteurs, modifia également le procédé de Critchett, au moyen d'une incision scléroticale et en fixant le prolapsus avec une simple bande compressive. M. Galezowski considère cette modification comme très-importante, à cause de la facilité de retenir l'iris dans la plaie.

M. Wecker est d'avis que la section ne doit pas dépasser de deux millimètres, et elle ne doit intéresser que de 3 à 4 millimètres de la surface scléroticale.

Streatfield pratique le *corélysis* dans le but de détruire les synéchies postérieures, se servant d'une large aiguille et d'une *spatule-crochet* à laquelle M. Desmarres (fils) a ajouté un tranchant qui facilite la section des brides et évite les tractions de l'iris.

Weber (1) et M. Galezowski (2) pensent que cette opération n'est pas sans danger comme l'a également prouvé Hasner (3), cité par le dernier de ces deux auteurs; et ils sont d'avis qu'on ne doit y avoir recours que dans des cas exceptionnels et avec toute réserve. Voici en deux mots en quoi consiste le *corélysis*. La ponction étant faite avec l'aiguille à 2 millimètres de la circonférence de la cornée, dans un point symétriquement opposé à la synéchie s'il

(1) Compte-rendu du Congrès d'ophthalmologie de Paris, 1863, p. 77.
(2) Traité des maladies des yeux, 1875, p. 400.
(3) Prager Vierteljahrschift für prakt. Heilkunde, 1862, p. 137.

n'y en a qu'une seule, ou dans un point intermédiaire, s'il y en a deux, Streatfield retire l'aiguille et introduit la spatule-crochet dans la chambre antérieure, puis il tâche de la faire glisser derrière l'iris et de séparer cette membrane du cristallin, par des tractions modérées. La pupille étant dégagée, il instille une goutte d'atropine toutes les dix minutes, et au bout d'une demi-heure, il applique un bandage compressif.

Passavant modifie ainsi le *corélysis*. Il se sert d'un couteau lancéolaire pour la ponction cornéale qu'il fait au-dessus et tout près de la synéchie, et il fait une incision dont la grandeur lui permet d'ouvrir sans difficulté la pince à iris. Cela fait, il introduit dans la chambre antérieure une petite pince dépourvue de griffes et détache doucement l'iris de la capsule et l'attire au dehors vers lui, ce qui facilite la déchirure de la synéchie; puis il ouvre les pinces, lâche l'iris, et les retire de la chambre antérieure. M. Meyer ajoute qu'il ne faut détacher qu'une seule synéchie à la fois et répéter plutôt l'opération après quelques jours; et que dans les cas où il y aurait prolapsus de l'iris, il faudra essayer la réduction par les moyens ordinaires.

Nous répétons ici ce que nous avons déjà dit ailleurs.

Lorsqu'on a recours de bonne heure à une thérapeutique sage, soit médicale, soit chirurgicale, on peut enrayer les progrès du mal ou tout au moins diminuer les souffrances qui accablent le malade et qui sont souvent le point de départ de leur déperdition de forces. Mais il faut avouer que l'irido-choroïdite est une maladie qui, quelle que soit sa forme, récidive avec fréquence; de là l'injustice qui résulterait d'attaquer l'iridectomie ou d'autres procédés opératoires.

TABLE DES MATIÈRES

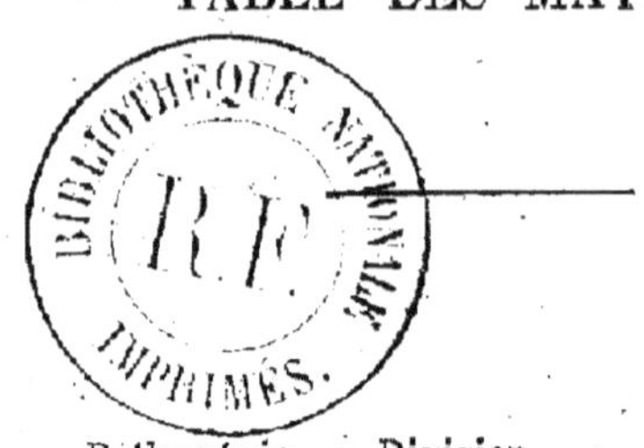

... Imprimeur de la Faculté de Médecine. rue Mr-le-Prince, 31.

BRUCKE. **Des couleurs** au point de vue physique, physiologique, artistique et industriel. 1866, 1 vol. in-18 jésus de 344 pages avec 46 fig. .... 4 fr.

CHEVREUL. **Des couleurs et de leurs applications aux arts industriels** à l'aide des cercles chromatiques, par E. CHEVREUL, directeur des teintures à la manufacture des Gobelins. 1864, in-f° avec 27 planches coloriées. Cartonné. .... 35 fr.

DUVAL (Mathias). **Structure et usage de la rétine**. 1872, 1 vol. de 142 pages avec figures. .... 3 fr.

FONTAINE. **De l'iridotomie.** 1873, in-8 de 48 pages avec figures.. 1 fr. 50

FURNARI. **Traité pratique des maladies des yeux.** 1841, in-8 avec planches (6 fr.) .... 1 fr. 50

GALEZOWSKI (X.). **Traité des maladies des yeux.** *Deuxième édition*, 1875, 1 vol. in-8 de XVI 896 pages avec 416 figures. .... 20 fr.

— **Échelles typographiques et chromatiques** pour l'examen de l'acuité visuelle. 1874, 1 vol. avec 20 pl. noires et coloriées. Cartonné. .... 6 fr.

— **Du Diagnostic des maladies des yeux** par la chromatoscopie rétinienne. 1868, 1 vol. in-8 de 267 p. avec 31 fig., une échelle chromatique comprenant 44 teintes et cinq échelles typographiques tirées en noir et en couleurs. 7 fr.

GRAEFE. **Clinique ophthalmologique**. 1867, in-8, 372 p. avec fig. 8 fr.

HYADÈS. **Des méthodes générales d'opération de la cataracte,** et en particulier de l'extraction linéaire composée. Paris, 1870, in-8 de VIII-80 p. 3 fr.

LE ROY DE MÉRICOURT. **Mémoire sur la chromhidrose** ou chromocrinie cutanée. Paris, 1864, in-8, 179 pages. .... 3 fr.

MAGNE. **Hygiène de la vue.** *Quatrième édition.* 1866, in-18 jésus de 350 pages avec 30 figures. .... 3 fr.

MARTIN. **Traité médical pratique des maladies des yeux.** 1863, 1 vol. in-18 jésus de 312 p. avec 17 figures et 2 pl. coloriées. .... 5 fr.

— **Atlas d'ophthalmoscopie**. 1866, in-4, avec 40 fig. coloriées...... 12 fr.

MIARD (Antony). **Des troubles fonctionnels et organiques, de l'amétropie et de la myopie.** 1873, 1 vol. in-8 de VIII-460 pages..... 7 fr.

PLICQUE. **Étude sur le mécanisme des mouvements intra-oculaires** et théorie de l'accommodation. Paris, 1868, in-8, 86 pages. 2 fr. 50

POMIER (Am.). **Étude sur l'iridectomie.** 1870, in-8 de 100 p. avec fig.. 2 fr.

REYNAUD-LACROZE (Ch.). **De la névrite et de la périnévrite optiques.** 1870, in-8 de 72 pages avec 1 planche. .... 2 fr.

ROBIN (Ch.). **Mémoire contenant la description anatomo-pathologique des diverses espèces de cataractes**. 1859, in-4 de 62 p. 2 fr.

SICHEL. **Iconographie ophthalmologique**, ou Description, avec figures coloriées, des maladies de l'organe de la vue. 1852-1859, 2 vol. grand in-4 dont 1 vol. de 840 pages de texte, et 1 vol. de 80 planches coloriées avec un texte descriptif. .... 172 fr. 50

Paris. — A. PARENT, imprimeur de la Faculté de Médecine, rue M.-le-Prince, 29-31.

www.ingramcontent.com/pod-product-compliance
Lightning Source LLC
LaVergne TN
LVHW020020170826
845678LV00001B/63

9782329777887